Esclerosis Múltiple. Retomando la Vida

Manual de Educación e Intervención Basada en la Evidencia

Héctor B. Crespo-Bujosa, Psy.D., Ph.D.

Esclerosis Múltiple. Retomando la Vida

Manual de Educación e Intervención Basada en la Evidencia

Copyright © 2014 Héctor B. Crespo-Bujosa, Psy.D., Ph.D.

Deo Adjuvante

Dedicatoria

Este logro, se lo dedico a todas las personas que sufren de Esclerosis Múltiple y luchan día a día para seguir adelante. Aquellos que se levantan y hacen sus mejores esfuerzos para continuar viviendo, produciendo y riendo. A ustedes, todo mi respeto y mejores deseos.

Tabla de Contenido

A. Registro de Síntomas de la Esclerosis

B. Registro de Síntomas Experimentados Posterior a la Administración de Medicamentos Modificadores de la Enfermedad en la Esclerosis Múltiple.

C. Registro Psico-Somático

D. Cursos de la Esclerosis Múltiple

E. Registro de Actividades para Mejorar la Calidad de Vida

F. Mis Metas

Prólogo

La psicología moderna se ha basado en la noción de que el cerebro es el órgano de la mente y los psicólogos frecuentemente han hecho referencia a mecanismos neurológicos. Como consecuencia de los avances y la integración de las ciencias, se puede ver cómo ha gravitado el mundo científico, de uno dualista a uno monista que ha llevado a las ciencias médicas a procurar conocimientos de las ciencias cognitivas y conductuales, y viceversa. A esto se añade el hecho de que los trastornos de la estructura y funciones cerebrales, ya sean heredadas o adquiridas, pueden provocar dificultades en la forma en que las personas se sienten, piensan y actúan. Como resultado se observan pérdida de o dificultades para adquirir o mantener habilidades y destrezas. Consecuentemente se evidencian cambios en las circunstancias sociales, emocionales y domésticas, familiares y hasta espirituales. Una de las condiciones que mayor incidencia ha tomado en las últimas décadas es la Esclerosis Múltiple (EM).

Dado que esta condición requiere de un modelo de cuidado comprensivo que involucra varias disciplinas, en ocasiones se pierde de perspectiva la integración de estas. Como consecuencia, se escuchan las críticas frecuentes de los pacientes con EM sobre su cuidado, que incluyen la falta de comunicación entre los proveedores y una continuación mínima de los servicios. Esto refleja la necesidad de los profesionales de la salud, investigadores y educadores, así como los usuarios del sistema de salud y la academia, quienes precisan cada vez más de información clínica relevante sobre la que fundamentar sus propias decisiones, e intervenciones. Además, muchos pacientes están insatisfechos con los diversos niveles de acceso a tratamientos y su calidad, complicaciones evitables, servicios psicológicos insuficientes y muy poca información y educación. Por consiguiente, es importante tanto para los pacientes, como para profesionales, estar conscientes de los diversos recursos que pueden asistir en suplir las necesidades físicas, psicosociales e informativas. De esta manera se lograría una mejor intervención con los pacientes.

A estos efectos, el propósito fundamental de esta obra titulada: *Esclerosis Múltiple. Retomando la Vida. Manual de Educación e Intervención Basada en la Evidencia*, es servir de referencia para profesionales de la salud, investigadores y otras personas interesadas en el tema. Ha de aportar a la educación de personas con dicho diagnóstico y su tratamiento. Este recurso integra en forma lógica, concisa y organizada el conocimiento científico sobre dicha condición desde una vertiente epistemológica. Por último y más importante, pretende mejorar la calidad de vida de las personas con Esclerosis Múltiple.

Introducción_____

Las profesiones de la salud, actualmente enfrentan, una transformación que les exige integrar conocimientos de diversas disciplinas para ofrecer una calidad de servicios superior, tomando al ser humano como un todo. La incidencia y prevalencia de condiciones autoinmunes "invisibles", de etiología desconocida, que no presentan indicadores evidentes, como serían las malformaciones u otros elementos perceptibles refuerzan esta necesidad de unificación. Estas condiciones producen signos y síntomas tanto físicos, como neurocognitivos y psicológicos que afectan la calidad de vida de los seres humanos. A esto se añade el auge del modelo bio-psico-social y el paradigma monista imperante en la neurociencia moderna, que han dirigido a duchas profesiones en una nueva dirección.

En la época actual, se han identificado numerosas condiciones o enfermedades que impactan negativamente al ser humano. De acuerdo con Gurung (2010), algunas de estas condiciones pueden ser tanto agudas como crónicas (ej. dolor), mas otras pueden ser terminales (ej. cáncer, diabetes, condiciones cardiovasculares, etc.). Explica que una **enfermedad crónica** (EC) es cualquier condición que tiene una larga duración o de una recurrencia frecuente. Añade que algunas condiciones crónicas ocurren a edades tempranas y pueden durar toda una vida, mientras que otras pueden presentarse a cualquier edad. A nivel general, Bishop (2005), define la EC como un proceso de adaptación a cambios físicos, psicológicos, sociales y ambientales significativos a lo largo de la vida.

Por otra parte Nichols y Hunt (2011), establecen que la enfermedad física crónica incluye una amplia variedad de condiciones tales como el cáncer, esclerosis múltiple, lupus, enfermedades cardiacas, dolores de cabeza y artritis reumatoide, que tienen efectos físicos, mentales y emocionales en las personas. Añade Gurung (2010), que la mayoría de las EC están acompañadas de algunos cambios fisiológicos, psicológicos y sociales. Señala que la EC también puede ser progresiva o remitente. Explica que la **enfermedad crónica progresiva** es aquella que empeora con el pasar del tiempo, mientras que la **enfermedad crónica remitente** se disminuye con el tiempo y termina.

Por otro lado, según Sohlberg y Turkstra (2011), existe una amplia gama de condiciones neurológicas adquiridas, las cuales pueden tener como consecuencia impedimentos cognitivos tanto crónicos como temporeros. Señalan que se incluyen entre estas condiciones aquellas en las que al menos se espera alguna recuperación (ej., Ataque Cerebral o "Stroke", Traumatismo Craneal o Anoxia), así como las condiciones progresivas en las que se prevé un deterioro continuo (ej., Demencias y Esclerosis Múltiple (EM).

Ante este panorama, es preciso capacitarse y educar a las personas que sufren de alguna de estas condiciones, de manera que puedan manejarlas exitosamente. Por esta razón, se ha desarrollado esta obra que tiene como propósito aportar a la educación de personas diagnosticadas con Esclerosis Múltiple y sus familiares. Este recurso integra en forma lógica, concisa y organizada el conocimiento científico sobre dicha condición desde una vertiente epistemológica. Por último, pretende redundar en beneficios en todas las dimensiones (física, social, psicológica y espiritual) de las personas que sufren de la condición.

El Cerebro Humano y el Sistema Nervioso Humano_____

El Cerebro

El **cerebro** es la mejor computadora del mundo, siendo capaz de procesar una gran cantidad de sensaciones al mismo tiempo y es capar de tomar una decisión en un instante (Goldsmith, 2002).

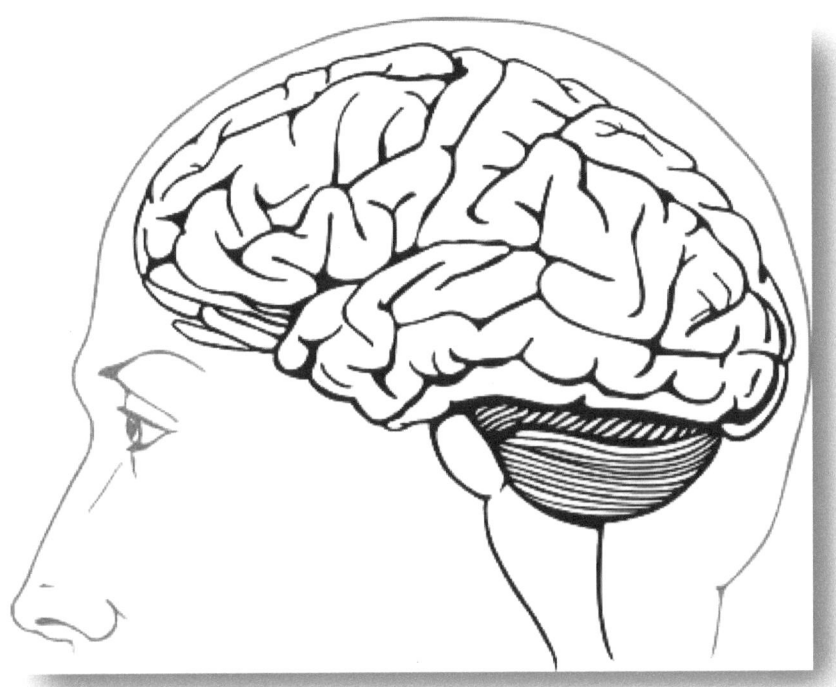

El encéfalo, cuenta con aproximadamente 100,000 millones de neuronas (Banich, 2004; Garret, 2009; Pinel, 2006), que pueden hacer 1,000 contactos terminales (Banich, 2004). Tiene un peso aproximado de 3 libras o 1.36 kilogramos y cuenta con un volumen 1,250 centímetros cúbicos; monitorea y controla el sistema de mantenimiento de la vida, preserva la postura y dirige los movimientos, recibe e interpreta la información sobre el mundo que nos rodea y almacena información en forma accesible a través de la vida (Beaumont, 2008).

El Sistema Nervioso Humano

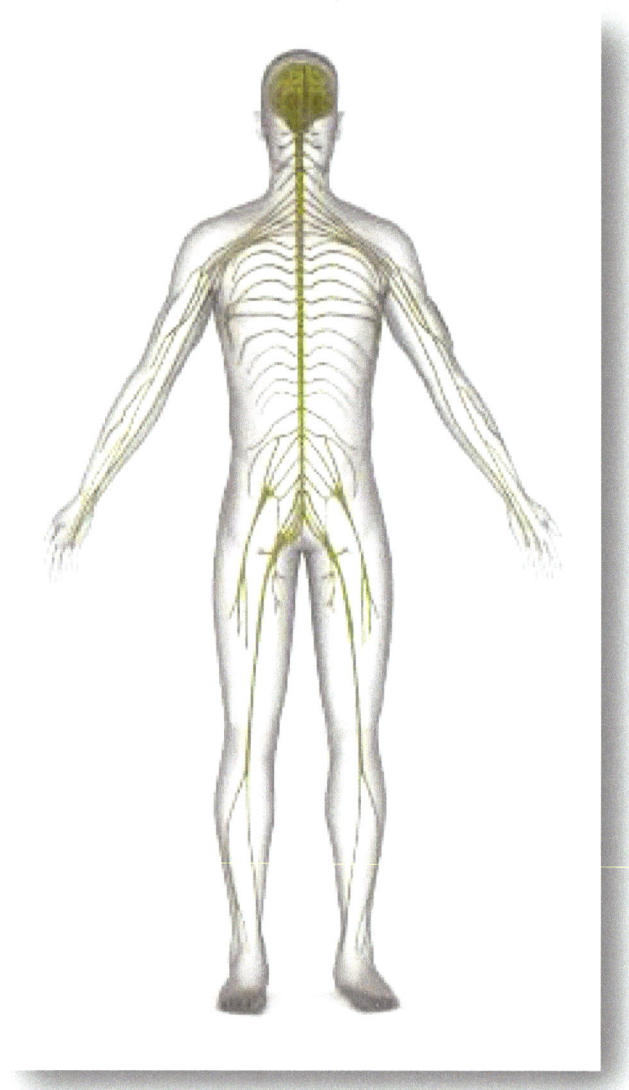

El **sistema nervioso**, según (Blumenfeld, 2010), es tal vez el sistema más hermoso, elegante y complejo en el cuerpo; sus interconexiones llevan a cabo un procesamiento que es simultáneamente localizado y distribuido, serial y paralelo, jerárquico y global. Es el maestro que controla y comunica los sistemas del cuerpo y es el responsable de los pensamientos, acciones y emociones. Este sistema se extiende a través del cuerpo, haciendo conexión con todos los órganos y los músculos (Breedlove, Watson, & Rosenweig, 2010).

Según definido en Mosby's Dictionary of Medicine, Nursing & Health Professions, (2009), el sistema nervioso es la extensa red de estructuras que activan, coordinan y controlan todas las funciones del cuerpo. Se divide en el **sistema nervioso central**, compuesto del cerebro y el cordón espinal, y el **sistema nervioso periferal**, el cual incluye los nervios craneales y espinales. Estas subdivisiones morfológicas se combinan y comunican para inervarse en partes del cuerpo somáticas y viscerales con fibras aferentes y eferentes. Las fibras **aferentes** llevan el impulso nervioso hacia el sistema nervioso, mientras que las fibras **eferentes** llevan los impulsos motores del sistema nervioso central a los músculos y órganos. Las **fibras somáticas** están asociadas con los huesos, los músculos y la piel, mientras que las fibras viscerales se asocian con los órganos internos, vasos sanguíneos y membranas mucosas. Gracias a este sistema y su funcionamiento, el ser humano es capaz de desenvolverse a través de diversas actividades, tanto cognitivas como conductuales.

Organización del Sistema Nervioso

El Sistema Nervioso coordina y controla todas las funciones del cuerpo.

La Esclerosis Múltiple afecta el Sistema Nervioso Central.

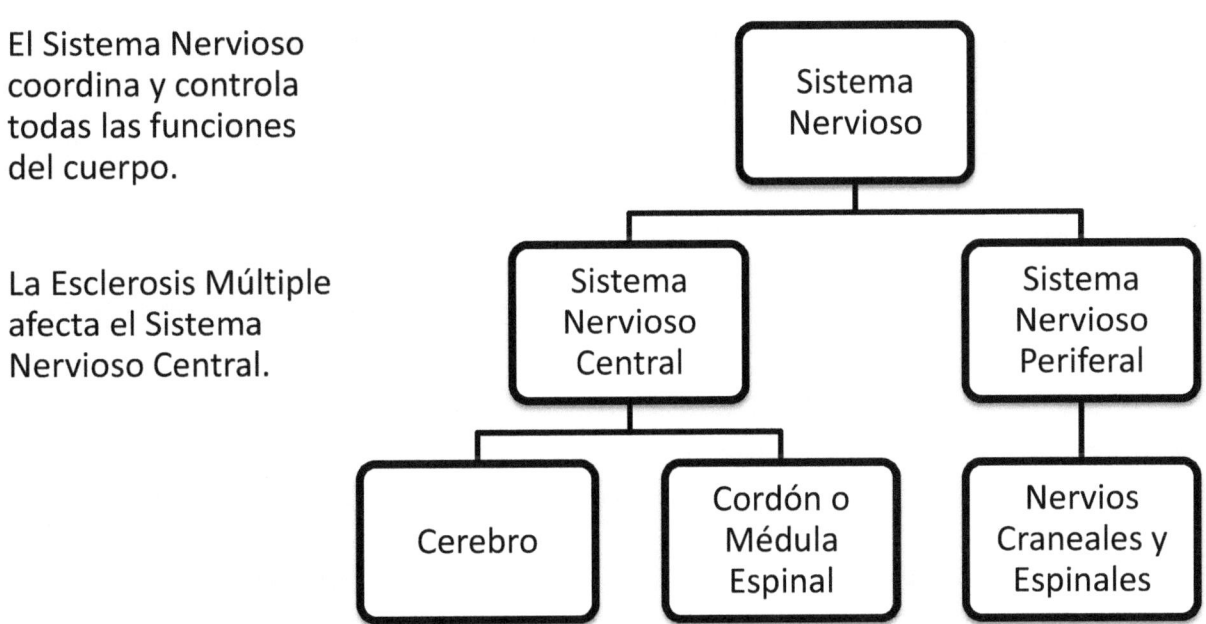

En el caso de la Esclerosis Múltiple, la condición afecta al sistema nervioso central, o sea, al cerebro y al cordón espinal.

La Neurona

La **neurona** o célula nerviosa se conoce como la unidad estructural y funcional del sistema nervioso (Crossman & Nearly, 2007; Valadez, 2006). Recibe información y la transmite a otras células (Kalat, 2007). Las neuronas se comunican entre sí mediante sustancias químicas llamadas neurotransmisores, que son secretados por los terminales sinápticos (Tarazi & Schetz, 2005). Estas tienen la responsabilidad de todas las actividades que realizamos; nuestros movimientos, pensamientos, memorias y emociones (Garrett, 2009). Las células nerviosas cuentan con tres componentes principales:

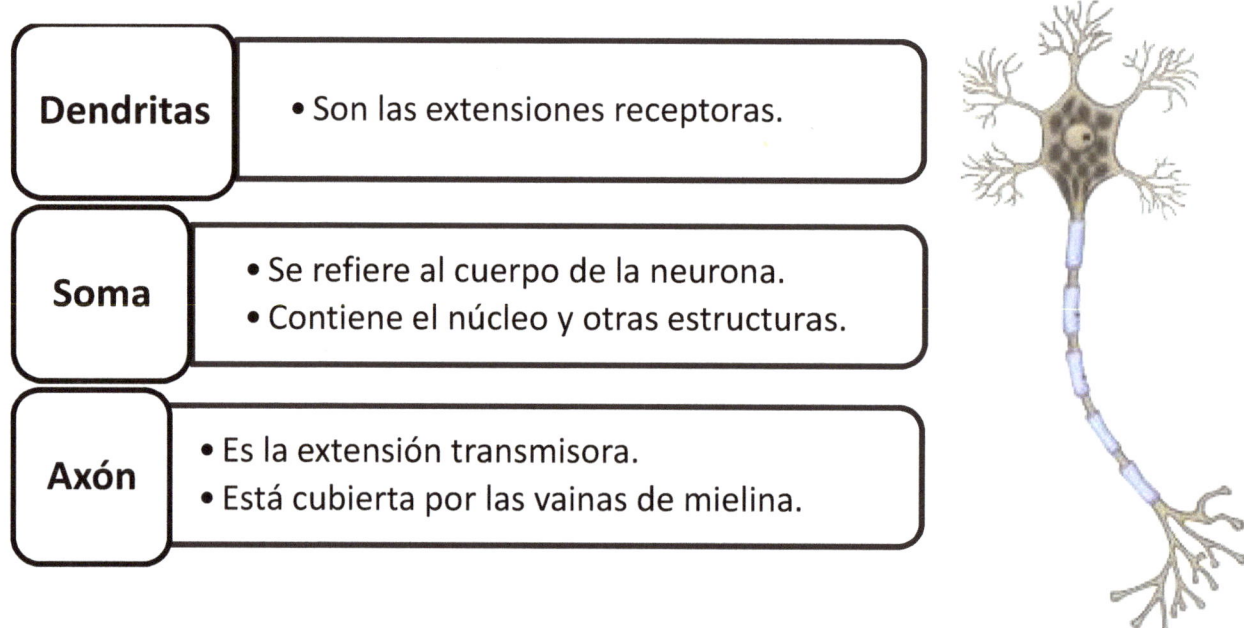

Dendritas	• Son las extensiones receptoras.
Soma	• Se refiere al cuerpo de la neurona. • Contiene el núcleo y otras estructuras.
Axón	• Es la extensión transmisora. • Está cubierta por las vainas de mielina.

Las **vainas de mielina** son capas que rodean el axón de la neurona. La mielina es un aislante graso. Dichas vainas segmentadas aumentan la velocidad de la conducción de los potenciales de acción (mensajes quimo-eléctricos). En el caso de la Esclerosis Múltiple, su característica principal es la destrucción de la mielina en los axones de las neuronas. Esto provoca que los impulsos nerviosos sean más lentos e irregulares.

Desmielinización

La **desmielinización**, según Youngson (2005), es la pérdida de la capa de grasa (mielina) que aísla las fibras nerviosas, que en el sistema nervioso central se debe a enfermedades que afectan las oligodendroglias (células que forman la mielina). Explica que el proceso usualmente ocurre en forma de parchos.

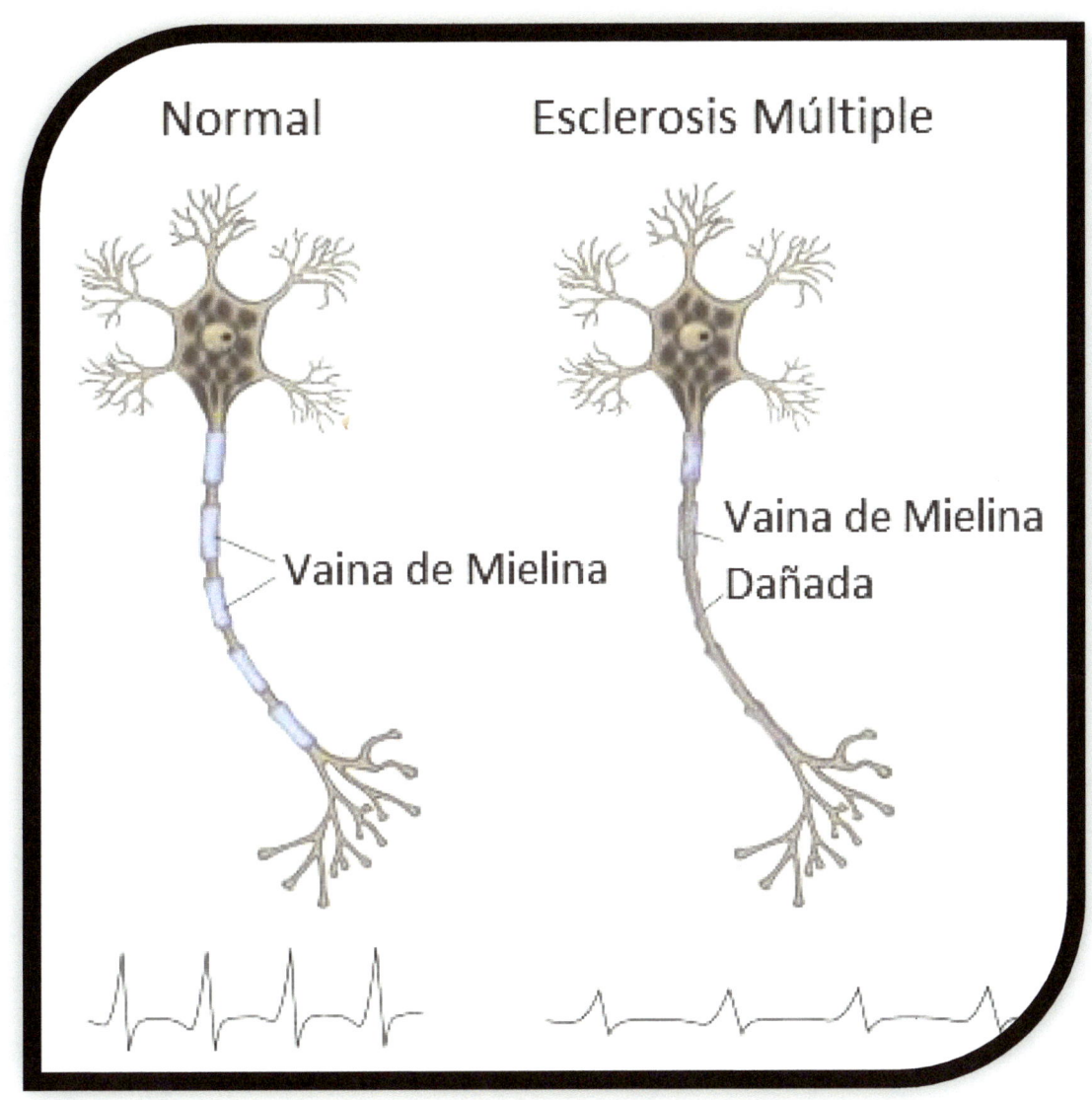

Indica que en el cerebro se observan áreas locales de desmielinización en forma de placas que se extienden a través de grandes cantidades de haces de fibras nerviosas. Esta es la característica principal de la Esclerosis Múltiple.

Esclerosis Múltiple. Conociendo la Condición_____

Definiendo la Esclerosis Múltiple

La **Esclerosis Múltiple (EM)**, es una condición heterogénea (compleja), tanto del punto de vista inmunológico, neuropatológico y clínico, así como lo es su respuesta a las distintas terapias (Varo-Sánchez, Cuenca-López, Fernández-Fernández, & Jordan, 2011). Esta es una enfermedad que corresponden a un grupo de padecimientos del sistema nervioso central (SNC), caracterizada por la destrucción de las vainas de mielina de las fibras nerviosas, con una relativa preservación de los axones neuronales y otras células de soporte (Sinning, 2011).

Según Miranda (2010), es una enfermedad autoinmune de causa desconocida, que presenta un cuadro de desmielinización severa, destrucción axonal y apoptosis (tiempo de vida y muerte programada) de neuronas del sistema nervioso central. Indica que en esta condición, se produce una reacción autoinmune contra la proteína básica de la mielina, causando una inflamación del cerebro, de la médula espinal y de los nervios ópticos.

Etiología

Actualmente la **etiología o causa** de la Esclerosis Múltiple se desconoce (Oyama & Louro, 2005; Thorton & DeFreitas, 2009). Sin embargo, existen diferentes hipótesis sobre las causas de la condición, que apuntan a una estrecha interrelación entre factores genéticos predisponentes y factores ambientales, capaces de desencadenar la respuesta autoinmune a nivel del SNC (Lagumersindez Denis, Oviedo Gálvez, & Martínez Sánchez, 2009). Es decir, se ha aceptado que la susceptibilidad a la condición es determinada por una compleja interacción entre el ambiente y los genes que hacen a la persona más susceptible

(Oyama & Louro, 2005). Por otro lado, los niveles bajos de vitamina D han sido asociados con un aumento en el riesgo de padecer EM y correlaciona con incapacidad y atrofia cerebral.

> Aunque las causas de la Esclerosis Múltiple se desconocen, se entiende que pueden existir factores genéticos que hacen a la persona susceptible a desarrollar la condición, factores ambientales y niveles bajos de vitamina D.

Incidencia y Prevalencia

Los primeros estudios de epidemiología de la Esclerosis Múltiple (Kurtzke, 1977; Kurtzke, 1980), permitieron establecer la distribución geográfica de la condición e identificaron tres (3) zonas de riesgo en función de la prevalencia. Estas son:

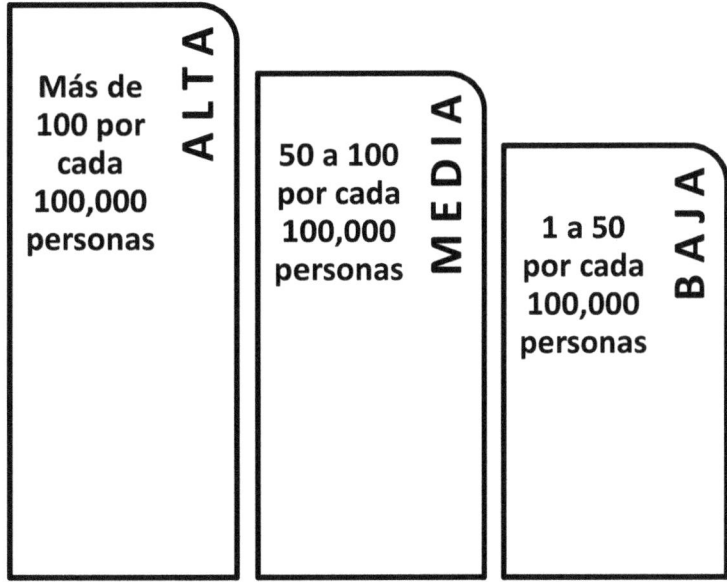

Según este modelo, la frecuencia con la que ocurre la EM presenta un patrón latitudinal y se evidencia una mayor prevalencia en las zonas más alejadas del Ecuador en ambos hemisferios (Otero, et al., 2010).

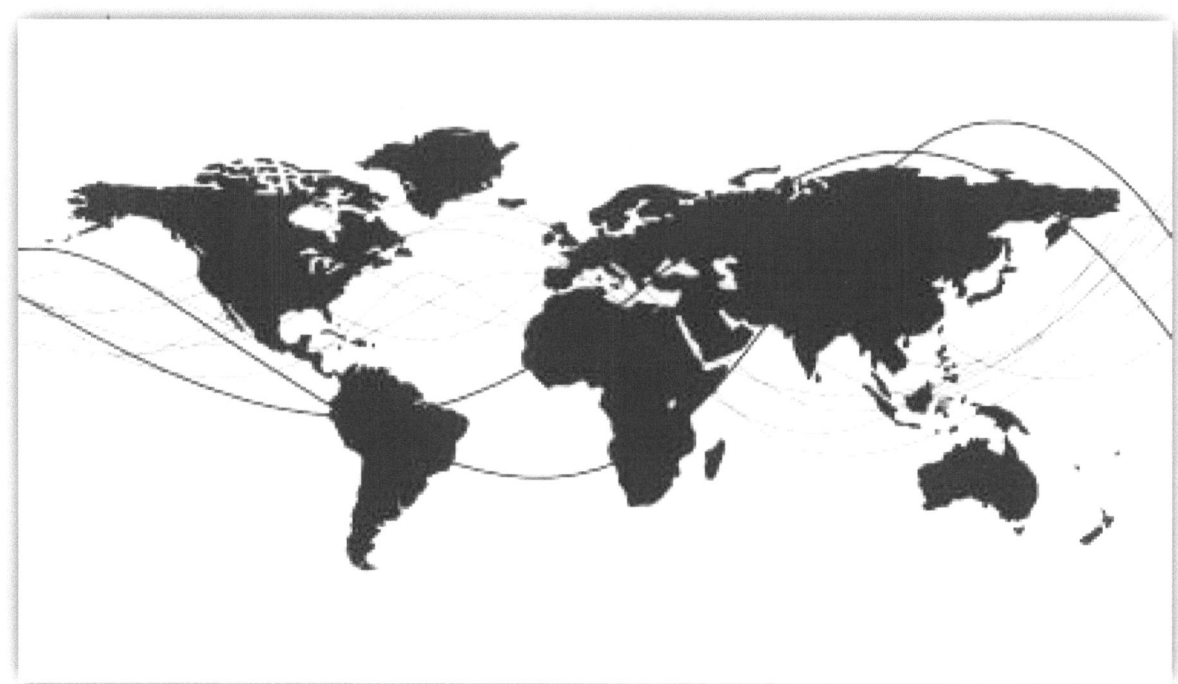

A base de esta información se generó la clasificación que aparece en la siguiente tabla.

Zonas de Frecuencia de la Esclerosis Múltiple		
1. Zonas de alto riesgo: • el norte de Europa • el norte de Estados Unidos y Canadá	2. Zonas de riesgo medio • el norte de Australia • el sur de Europa • el sur de Estados Unidos	3. Zonas de riesgo bajo • Asia • África • América Central y del Sur

En un estudio realizado sobre la Esclerosis Múltiple, la data presentada por la Organización Mundial de la Salud (OMS, 2008), se relaciona al 87.8% de la población mundial con un 97.1% de la población en las Américas, 94.2% en Europa, 93.7% en el Oeste del Pacifico, 89.8% en el Mediterráneo del Este, 80.2% en el Sur-este de Asia y 70.3% en África. El total estimado de personas diagnosticadas con EM, reportada por los países que respondieron al estudio es de 1,315,579. De estos, las cifras más significativas se desglosan de la siguiente forma:

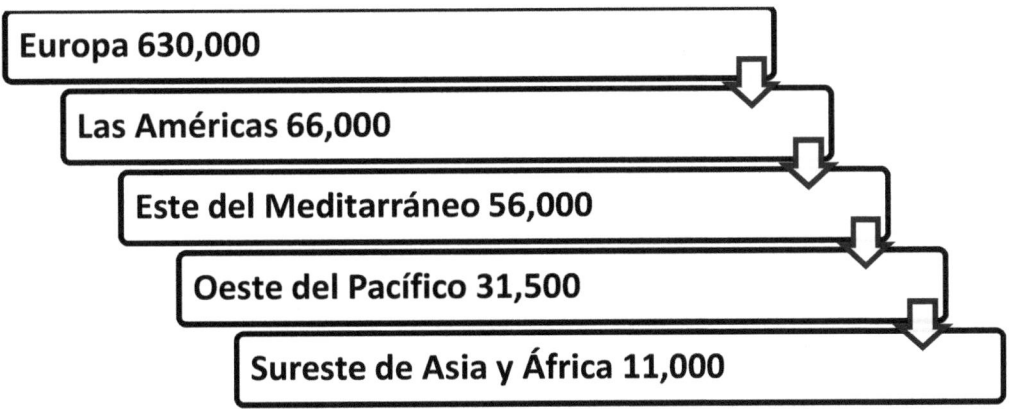

En Puerto Rico la prevalencia de la EM es más alta de lo esperado. De acuerdo con el Estudio Continuo de Salud de 2004 a 2005, se identificó una prevalencia cruda de 54/100,000 habitantes y para la población de 45 años en adelante 76/100,000 (Estudio Epidemiológico de la Fundación de Esclerosis Múltiple de Puerto Rico 2009, citado en Miranda, 2010). De acuerdo con Sinning (2011), la EM se presenta predominantemente en mujeres, a razón de 3 a 1 en comparación con los hombres. Indica que clásicamente se diagnostica entre las edades de 20 y 40 años. Su manifestación antes de los 10 años y después de los 60 no es común (Hassan-Smith, & Douglas, 2011).

Criterios Revisados de McDonald para el Diagnóstico de la Esclerosis Múltiple según Polman et al. (2011)

	Criterios	
Clínicos Exacerbaciones o "Brotes"	**Objetivos**	**Requisitos Adicionales para el Diagnóstico**
Dos (2) o más Exacerbaciones	Dos (2) o más lesiones o evidencia clínica objetiva de una (1) lesión con evidencia histórica razonable por un ataque anterior.	No La evidencia clínica es suficiente. Otra evidencia es deseable, pero debe ser consistente con Esclerosis Múltiple (EM).
Dos (2) o más Exacerbaciones	Una (1) lesión	Diseminación en el Espacio por: a. 1 o más lesiones T2 en al menos dos (2) áreas del Sistema Nervioso Central (SNC) típicas de la EM (periven-tricular, juxsta-cortical, infratec-torial o médula espinal). b. Se espera otra exacerbación o ataque que comprometa otro lugar del SNC.

Continua

Criterios Revisados de McDonald (Continuación)

Una (1) Exacerbación	Dos (2) o más lesiones	Diseminación en el Espacio por: a. Lesiones asintomática vista con y son contraste en cualquier momento o b. Una lesión nueva T2 y/o lesiones demostradas en la RM de seguimiento sin importar el momento o c. Se espera una segunda exacerbación.
Una (1) exacerbación	Una (1) lesión	Diseminación en el Espacio por: a. 1 o más lesiones T2 en al menos dos (2) áreas del Sistema Nervioso Central (SNC) típicas de la EM (periven-tricular, juxsta-cortical, infratec-torial o médula espinal). b. Se espera otra exacerbación o ataque que comprometa otro lugar del SNC y Diseminación en el Espacio por: a. Lesiones asintomática vista con y son contraste en cualquier momento o b. Una lesión nueva T2 y/o lesiones demostradas en la RM de seguimiento sin importar el momento o c. Se espera una segunda exacerbación.

Continua

Criterios Revisados de McDonald (Continuación)

Cero (0) Exacerbaciones; **Inicio Progresivo**	Un (1) año de progreso de la enfermedad (retrospectiva o prospectiva) y al menos 2 de los siguientes criterios: a. Diseminación en espacio en el cerebro basada en 1 o más lesiones T2 en las regiones periventricular, juxsta-cortical, infratectorial o médula espinal. b. Diseminación en espacio en la médula espinal basada en dos (2) lesiones T2 o más o c. LCR positivo

Características Generales

La Esclerosis Múltiple es una condición diversa y compleja. Es decir, no se presenta de igual manera en todas las personas. No obstante, se evidencian síntomas que tienden a ser comunes en un gran número de personas diagnosticadas con la condición. Estos pueden tener distintos niveles, frecuencias e intensidades. Por ejemplo, hay personas que sufren de problemas visuales y debilidad general, mientras que otras pueden experimentar estos síntomas en menos grado y sufrir sensación de hormigueo, espasticidad y problemas de movilidad en un mayor grado.

Aunque las lesiones (en el cerebro) aparentan ser difusas (esparcidas), explica Beaumont (2008), que parecen existir dos (2) grandes patrones:

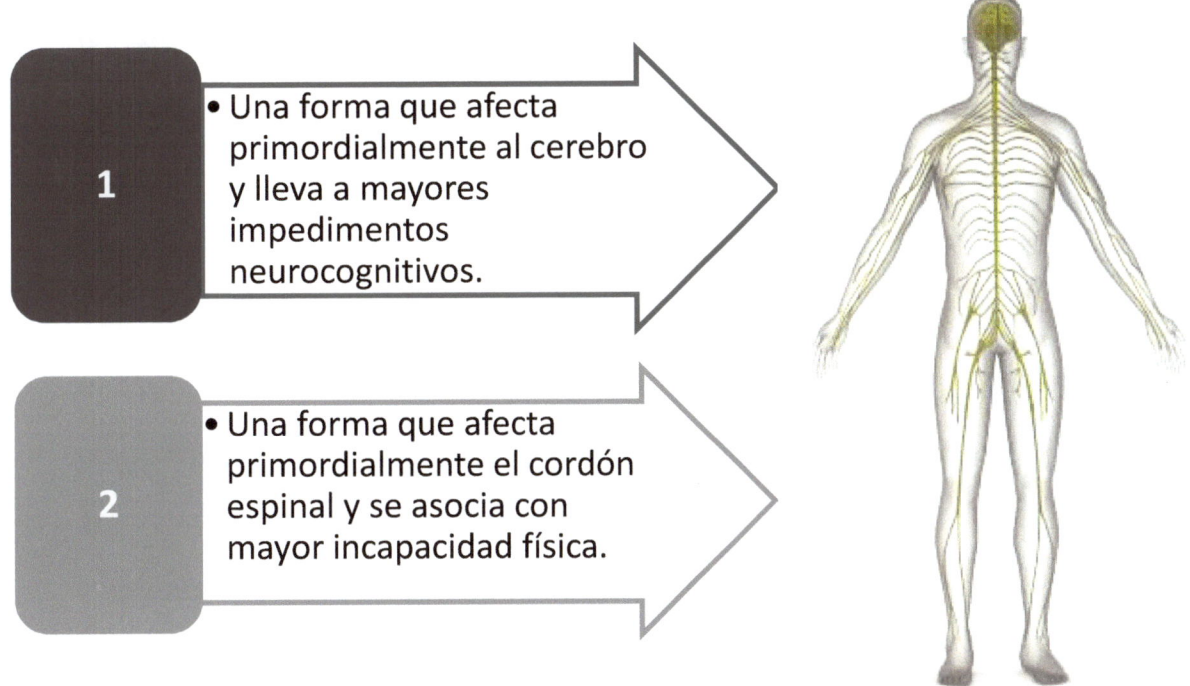

1
• Una forma que afecta primordialmente al cerebro y lleva a mayores impedimentos neurocognitivos.

2
• Una forma que afecta primordialmente el cordón espinal y se asocia con mayor incapacidad física.

Estos indicadores, pueden ayudar al clínico a identificar dónde posiblemente están las lesiones y procurar tratamientos adecuados para manejar los síntomas que experimenta la persona.

A nivel clínico, podemos señala que el conjunto de impedimentos físicos y neurocognitivos que sufren las personas con EM pueden ser vistos por el profesional de la salud, como un reflejo topográfico del locus de desmielinización (lugar de pérdida de mielina) en el cerebro y cordón espinal. Esto es posible mediante la experiencia y conocimiento del clínico, en conjunto con la visión de la clara organización del cerebro y otras estructuras del sistema nervioso. Entender las mismas, aporta grandemente a emitir un juicio acertado.

Por otro lado, los indicadores clínicos pueden ser confirmados mediante exámenes neurológicos y evaluaciones neuropsicológicas. Los exámenes neurológicos (por ejemplo, la Imagen por Resonancia Magnética o MRI por sus siglas en inglés), caen dentro del dominio de la medicina y son los neurólogos los profesionales que los utilizan primordialmente en la evaluación de los criterios de la Esclerosis Múltiple. De otra parte, la evaluación neuropsicológica es llevada a cabo por un neuropsicólogo, que es en esencia un psicólogo con formación especializada en el campo de la neuropsicología. Esta rama estudia el funcionamiento normal y patológico del sistema nervioso, su relación con la conducta humana y las consecuencias de las disfunciones cerebrales que afectan diversas dimensiones del ser humano. Estas pueden incluir las dimensiones física, social, psicológica y hasta la espiritual.

Cursos de la Esclerosis Múltiple _____

Según Rumrill (2009), los patrones repetitivos de recaídas y remisiones no pueden ser generalizados a todas los pacientes con EM. Sin embargo, estos patrones han sido clasificados en términos generales para comprender mejor los diversos cursos de la condición. Los estándares actuales en el campo de la neurología describen cuatro (4) tipos principales (NSMS, 2007), que son:

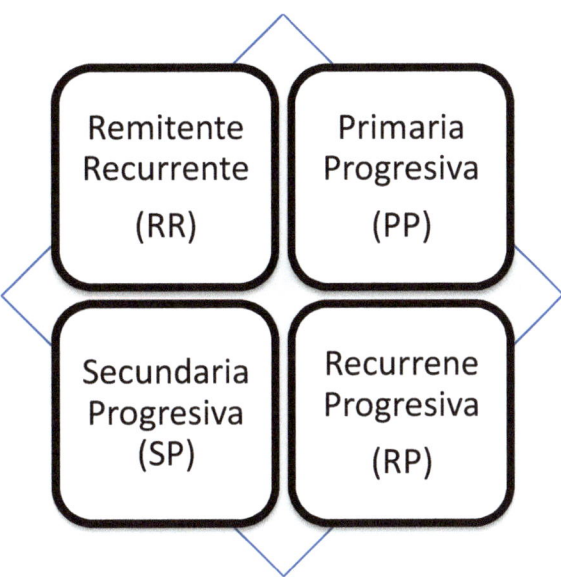

Cursos de la EM y Porcientos Estimados en la Población General

Curso de Esclerosis Múltiple	Porciento (%)
Curso Inicialmente Benigno	10% a 15%
Curso Recurrente-Remitente	65% a 70%
Curso Secundario-Progresivo	50% (Transitan de Recurrente-Remitente a Secundaria-Progresiva)
Curso Primario Progresivo	10% a 15%

Fuente: NSMS (2007)

Curso Remitente-Recurrente de la Esclerosis Múltiple

Se estima que aproximadamente el 85% de las personas comienza la enfermedad con este curso (NSMS, 2007). Este se caracteriza por recaídas, conocidas como ataques o exacerbaciones que pueden tener una duración de días a semanas y son seguidos de una recuperación total o parcial y sin progreso entre los ataques. Una vez el paciente experimenta un segundo ataque neurológico (de desmielinización), se considera que cumple con los criterios de EM recurrente-remitente. (Hassan-Smith, & Douglas, 2011).

Figura 1. Curso Recurrente Remitente de la Esclerosis Múltiple

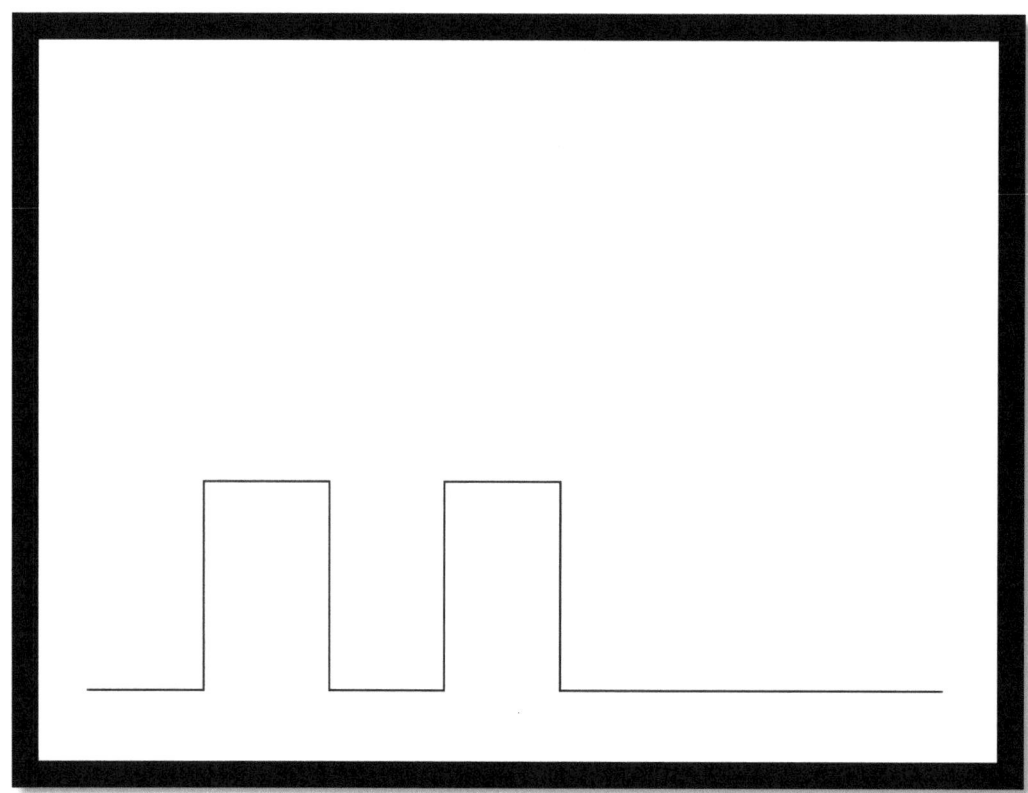

Copyright © Héctor B. Crespo-Bujosa, Psy.D. (2012)

Curso Primario Progresivo de la Esclerosis Múltiple

Este curso muestra un progreso de discapacidades gradual y firme desde el inicio, sin remisión obvia, o sólo se estabiliza ocasionalmente o presenta mejorías pequeñas y temporales (NSMS, 2007). Según Hassan-Smith y Douglas (2011), en contraste con el curso recurrente-remitente, quienes sufren un curso primario-progresivo no experimentan verdaderas recurrencias ni remisiones. Sin embargo, el nivel de incapacidad aumenta a través del tiempo (ej. presentando espasticidad y debilidad progresiva).

Figura 2. Curso Primario Progresivo de la Esclerosis Múltiple

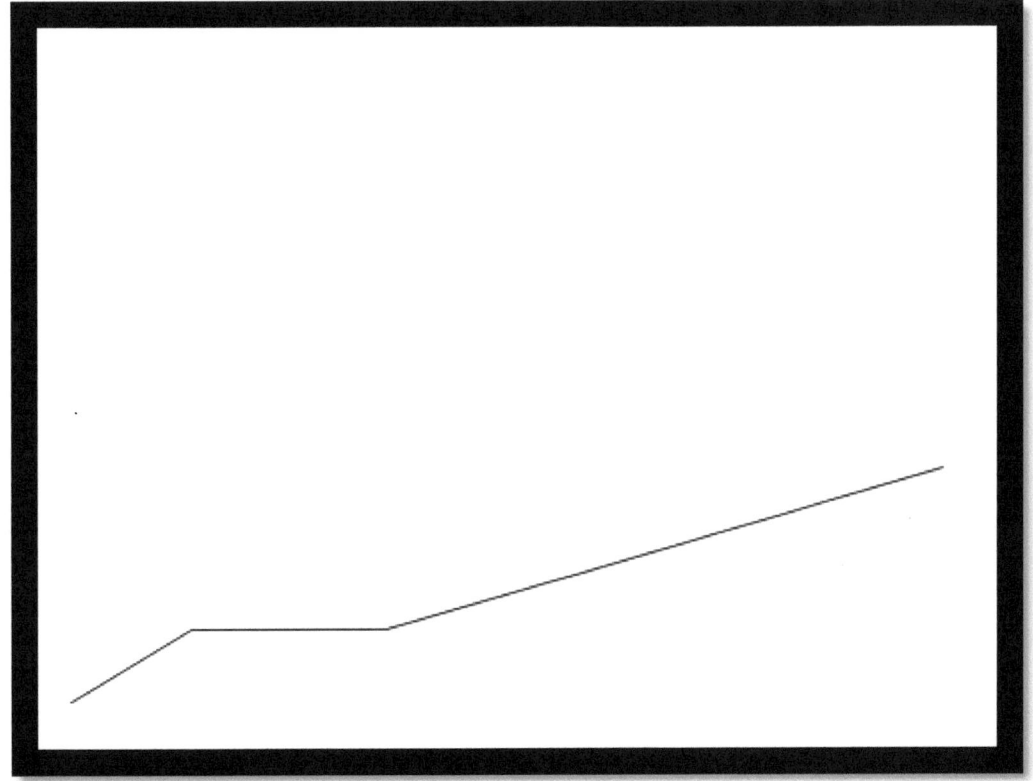

Copyright © Héctor B. Crespo-Bujosa, Psy.D. (2012)

Curso Secundario Progresivo de la Esclerosis Múltiple

Inicia como un curso Remitente-Recurrente y se transforma en un curso consistentemente progresivo, con o sin recaídas (NSMS, 2007). De acuerdo con (Scalfati et al., 2010), luego de 10 a 25 años, aproximadamente 65% de los pacientes con EM RR reportan una reducción o cese de sus recurrencias. Sin embargo, notan un lento y progresivo aumento de los impedimentos (Hassan-Smith, & Douglas, 2011).

Figura 3. Curso Secundario Progresivo de la Esclerosis Múltiple

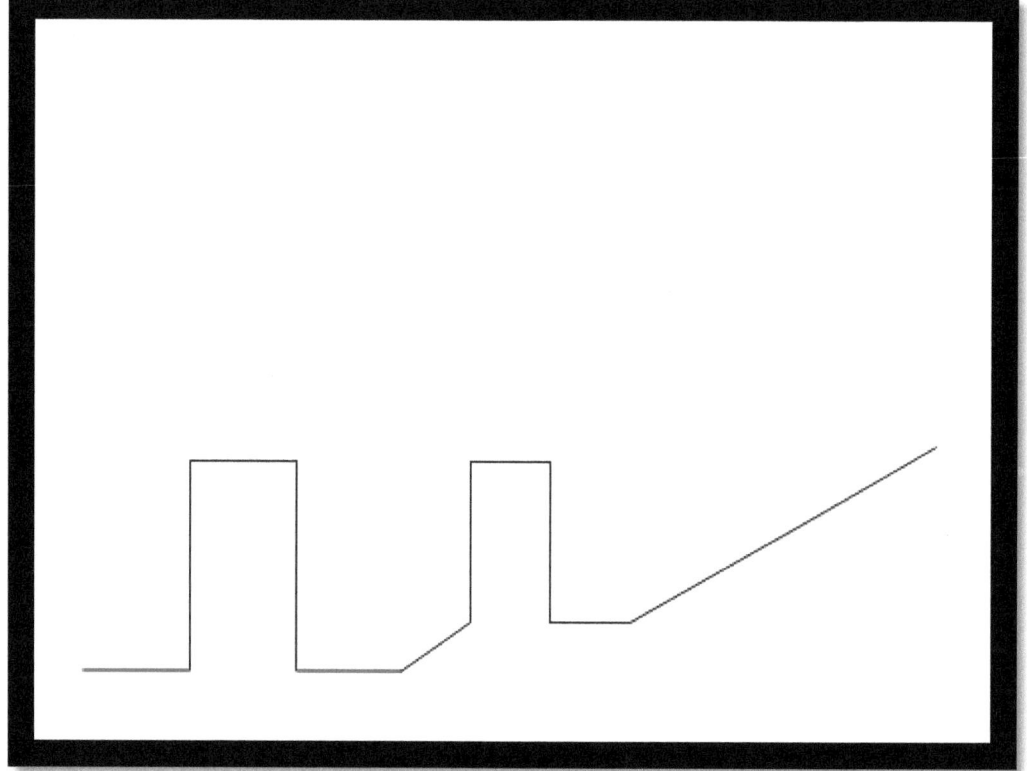

Curso Progresivo Recurrente de la Esclerosis Múltiple

Este es un curso de progreso continuo de las discapacidades desde el inicio de la condición. El mismo incluye recaídas claras y agudas que pueden o no tener alguna recuperación con posterioridad al episodio agudo (NSMS, 2007).

Figura 4. Curso Progresivo Recurrente de la Esclerosis Múltiple

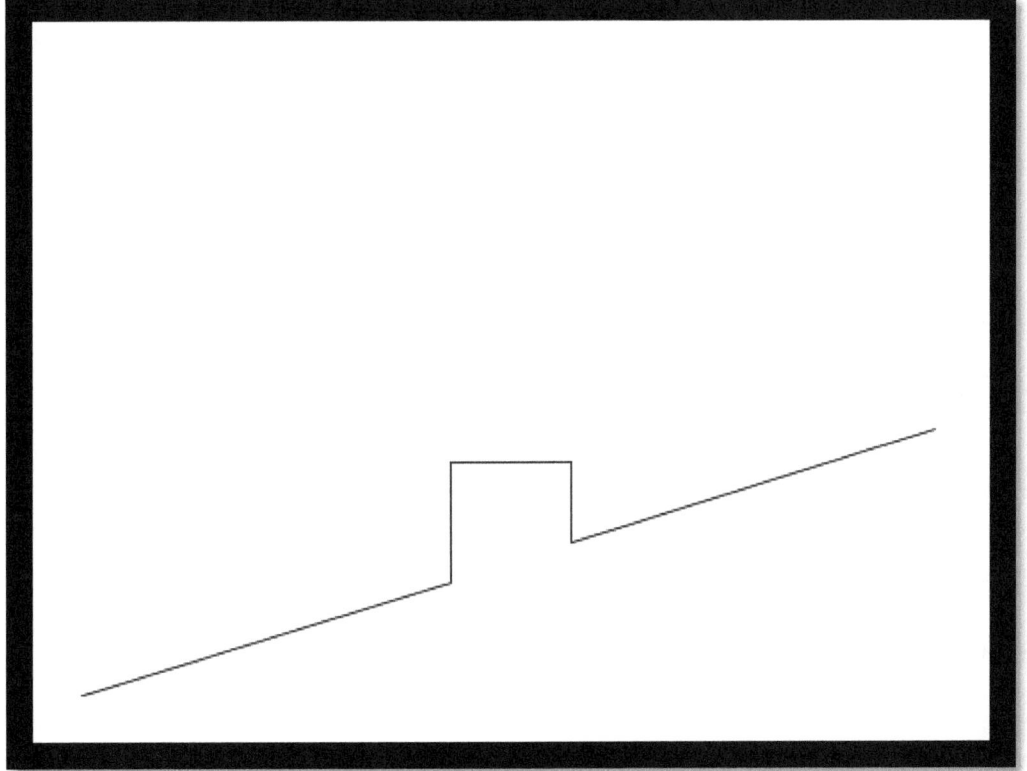

Síntomas de la Esclerosis Múltiple_____

Síntomas Físicos de la Esclerosis Múltiple

La presentación de síntomas de la Esclerosis Múltiple es muy variada. Autores como Guthrie (2004), Field y Brackin (2002) y Rumrill (2009), indican que las personas que padecen la condición pueden experimentar:

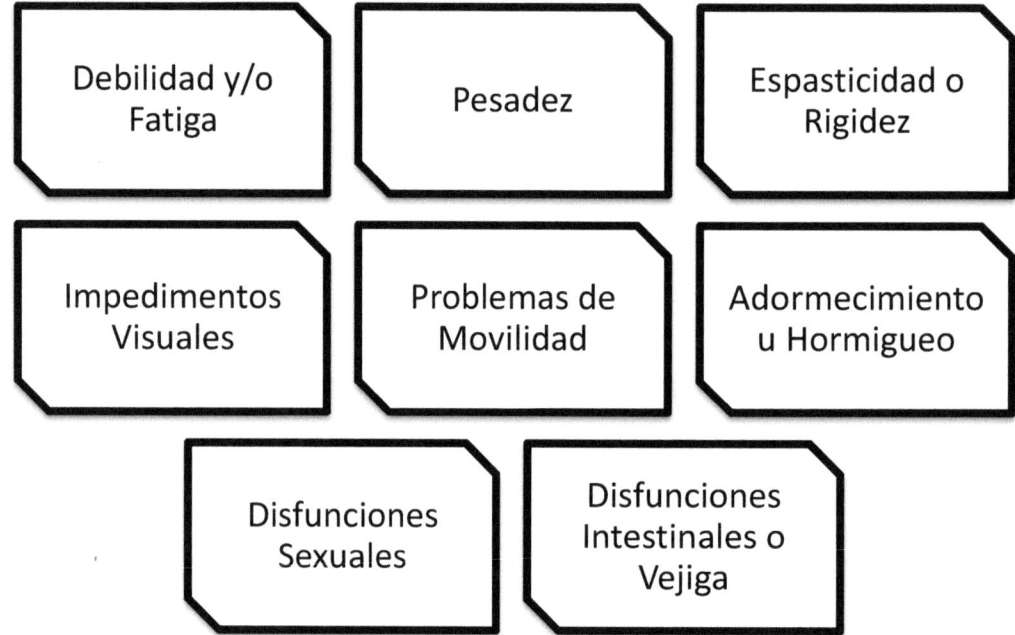

Es importante señalar que no todas las personas que padecen de la condición experimentan los mismos síntomas. Tampoco se sienten con la misma recurrencia e/o intensidad. *No obstante, los síntomas reportados con mayor frecuencia son la debilidad, la pesadez y la rigidez. Los problemas de movilidad, así como los visuales también son usuales.*

Por otro lado, existen dos fenómenos que pueden ser experimentados por las personas con EM. Es muy importante tanto que el profesional conozca los mismos, así como orientar a los pacientes sobre estos. De esta manera, se podrá educar correctamente a la persona y evitar, en algunos casos, malas interpretaciones clínicas que pudieran llevar a ambos a pensar que exista un nuevo episodio neurológico. Estos son el Signo de Lhermitte y el Fenómeno de Uhtoff (se presentan a continuación).

Descripción del Signo de Lhermitte y el Fenómeno de Uhtoff

Fenómeno	Descripción
Signo de Lhermitte	Se produce una sensación de "choque eléctrico" en la espina dorsal y las extremidades al realizar una flexión o extensión del cuello. La patología se asocia típicamente a desmielinización del cordón cervical. No obstante, este signo no es específico de la EM.
Fenómeno de Uhtoff	Describe el empeoramiento de los síntomas neurológicos, tales como la debilidad en las extremidades cuando el cuerpo se calienta, sea tomando un baño, durante el ejercicio o en climas calientes. Este síntoma puede ser diferenciado de una recaída genuina por el hecho que la sintomatología es específica al contexto y mejora cuando el cuerpo vuelve a su temperatura normal. Se piensa que esto ocurre porque los axones desmielinizados son particularmente vulnerables a la conducción de una manera dependiente a la temperatura.

Conocer la sintomatología, tanto típica como atípica de la EM es de vital importancia para el clínico. Añaden que dichos elementos aportarán al diagnóstico, tratamiento, educación al paciente, su adherencia al tratamiento, rehabilitación y mejorías en su calidad de vida.

Síntomas Neurocognitivos de la Esclerosis Múltiple

Los **déficits neurocognitivos**, según Mohr y Cox (2004), afectan a de un 43% a un 65% de todos los pacientes de Esclerosis Múltiple aproximadamente. Sin embargo, clarifican que esto depende de la muestra y definición del impedimento cognitivo. Identifican una serie de funciones y dominios neuropsicológicos que son afectados por la condición y que han de ser evaluados. Estos son:

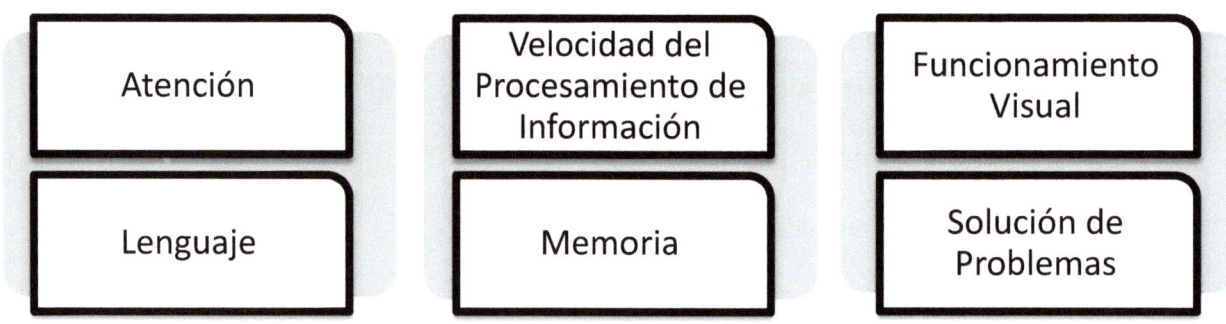

Atención	Velocidad del Procesamiento de Información	Funcionamiento Visual
Lenguaje	Memoria	Solución de Problemas

Para identificar el nivel de impedimento en dichas capacidades, la evaluación neuropsicológica expresan Sanz de la Torre y Pérez-Ríos (2000), puede ser diagnósticamente útil para identificar una lesión secundaria en el SNC de un paciente que presenta los primeros síntomas de la condición. Señalan que esta es de utilidad para identificar el perfil cognitivo del paciente, apreciar la extensión deficitaria e identificar las áreas particulares en las que existe mayor o menor afectación, para plantear un tratamiento a largo plazo.

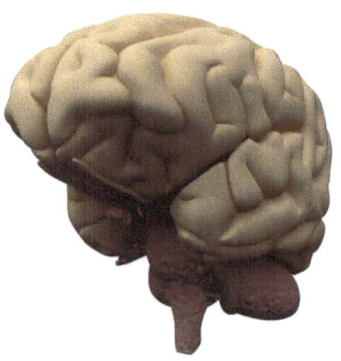

Síntomas Psicológicos de la Esclerosis Múltiple

Los **trastornos del estado de ánimo** pueden causar un gran dolor y sufrimiento tanto la familia, como el trabajo y la vida social de quien sufre de Esclerosis Múltiple (Minden, 2000). A esto se añade que los niveles de depresión, como los de suicidio, ansiedad y trastornos afectivos son mayores en pacientes de EM que en la población general de pacientes con otras condiciones médicas (Smith, et al., 2010). *No obstante, se ha identificado que a medida que el paciente mejora su estado psicológico, al igual que su calidad de vida y la de su familia, se reduce el nivel de recaídas (Halper, 2007).*

Los factores psicológicos, que incluyen pensamientos, emociones, sentimientos y conductas, son elementos imprescindibles en el abordaje de toda condición (Crespo-Bujosa, 2013). En el caso de la EM, las condiciones psicopatológicas afectan significativamente a los pacientes. Entre las de mayor incidencia, apunta que las personas con la condición sufren de mayores niveles de:

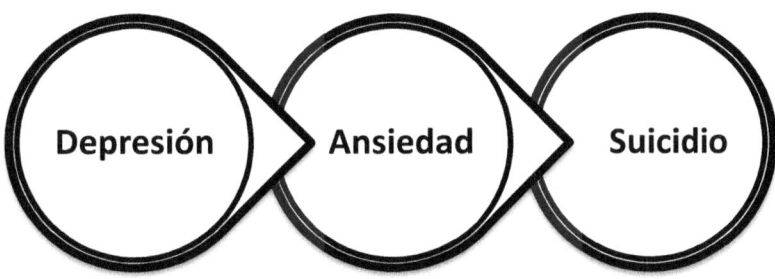

Tanto la depresión, como la ansiedad deben ser atendidas ya que estas en combinación con otros factores de riesgo aumentan la probabilidad de suicidio.

Por otro lado, según Field y Brackin (2002), los síntomas inexplicables antes del diagnóstico pueden llevar a:

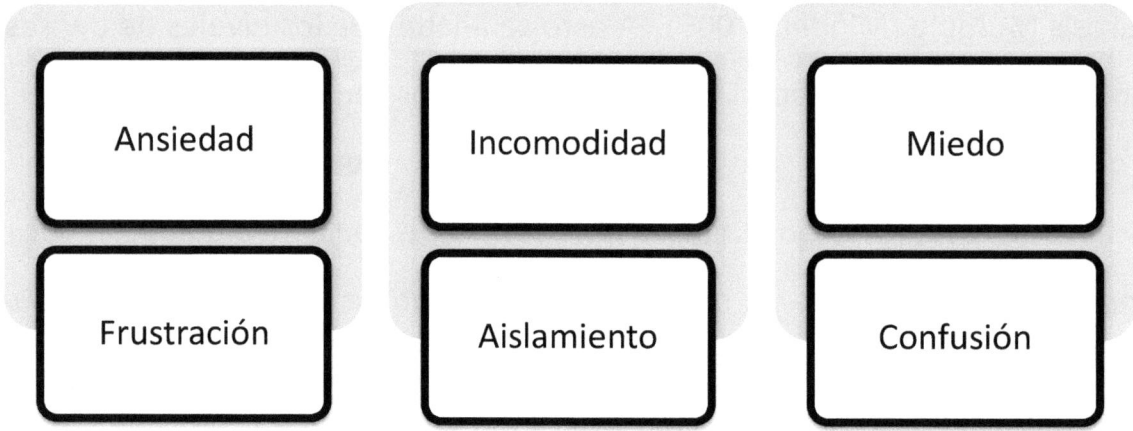

Estos, según Crespo-Bujosa (2013), junto a la carencia de información, interacción social y apoyo familiar o la carencia del diagnóstico claro, agravan las reacciones de la persona que enfrenta la situación. Añade que estas también pueden empeorar los síntomas físicos, así como los déficits neurocognitivos característicos de la condición. Por consiguiente, es vital, identificar estos indicadores emocionales para ofrecer el tratamiento psicológico y psicofarmacológico adecuado.

Tratamientos para la Esclerosis Múltiple_____

Dada la complejidad de la Esclerosis Múltiple, se ha encontrado que un abordaje multidimensional es la manera más efectiva y eficiente para tratar personas con EM (Forbes et al., 2007). A esto se añade que el Consortium of Mulsiple Sclerosis Centers (CMSC, 2010), establece que el tratamiento de esta condición debe ser multidisciplinario. Indica que el equipo que ofrece el tratamiento puede consistir de:

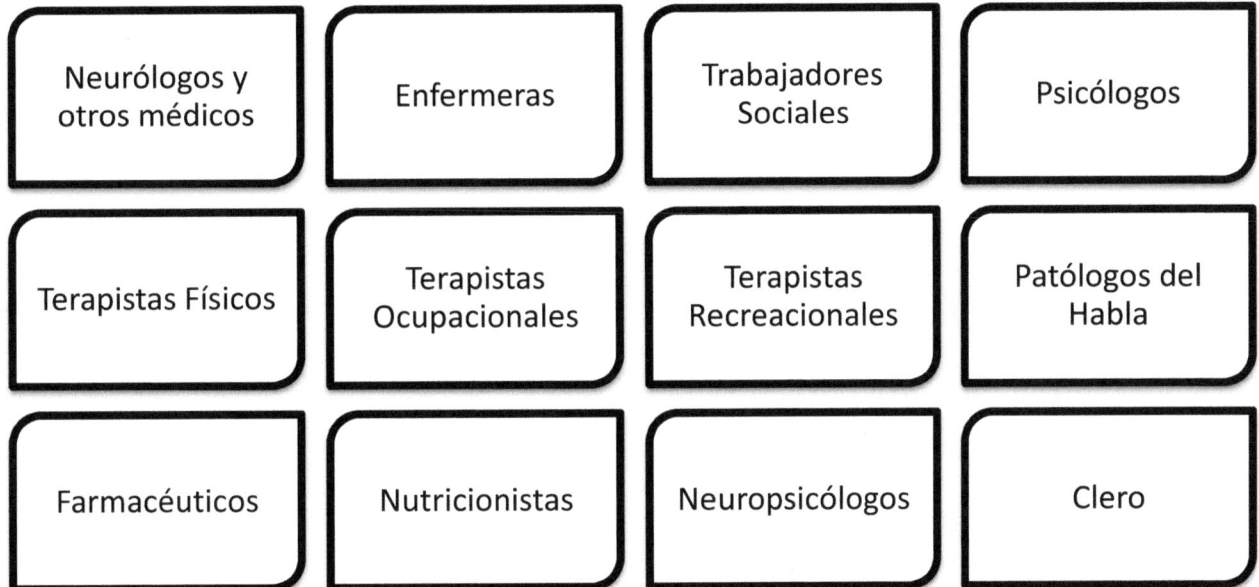

Dada la extensa gama de síntomas que experimentan los pacientes de EM a través del curso de la condición, se desarrolla una fuerte necesidad de un abordaje dinámico para un cuidado apropiado y comprensivo. Añaden Smith, et al. (2010), que la coordinación de esfuerzos de profesionales de la salud adiestrados en el tratamiento de la EM provenientes de diversas disciplinas provee los cuidados neurológicos, de enfermería, educación y consejería individual y familiar, terapias física, ocupacional y del habla, así como los servicios sociales que requieren a estos pacientes.

Tratamientos Farmacológicos

Las opciones de **tratamiento farmacológico** para la EM están divididas en dos categorías, según Kargiotis, Paschall, Messinis, y Papathanasopoulos (2010). Estas son: agentes **modificadores de la enfermedad** y **medicamentos para los síntomas**. Los agentes para modificar la enfermedad son aquellos que tienen el potencial de disminuir las recaídas y retrasan el progreso de la condición demostrando efectos positivos moderados en medidas de calidad de vida (Lily, McFadden, Hensor, Johnson, & Ford, 2006). Por otro lado, los tratamientos no específicos utilizados para manejar los síntomas coexistentes, incluyendo los cognitivos, son esenciales para obtener resultados positivos en estos pacientes (Henze, 2005). Aunque no se cuenta con una cura para la EM, existen varios tratamientos que han demostrado ser efectivos. Según la NSMS (2007), actualmente existen varios medicamentos autorizados por la Administración Federal de Alimentos y Drogas (FDA en inglés) para el tratamiento de la EM.

Inmuno-moduladores utilizados como Tratamiento para la Modificación del Progreso de la Esclerosis Múltiple

Inmuno-moduladores	Nombre Comercial
Interferon Beta 1-a	Avonex ®
Interferon Beta 1-a	Betaseron ®
Interferon Beta 1-a	Rebif ®
Glatiramer Acetate	Copaxone ®
Natalizumab	Tysabri ®
Mitoxantrone	Novantrone ®
Dimethyl Fumarate	Tecfidera ®
Dalfampridine	Ampyra ®

Estos medicamentos pueden causar efectos secundarios por algunos días posteriores a su administración.

Tratamientos Neuropsicológicos

En el campo de la **rehabilitación neuropsicológica** existen varias orientaciones que asumen distintos principios en relación con los mecanismos neurales subyacentes a los cambios cognitivos (Muñoz Céspedes, & Tirapu Ustárroz, 2001). Estas son:

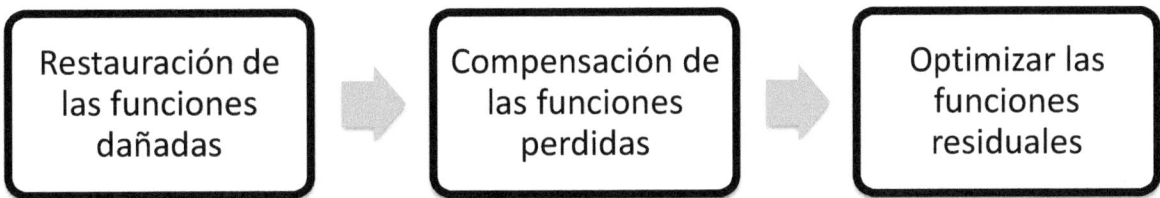

Dependiendo de la condición y la severidad de los síntomas el profesional focaliza en uno o varios de estos abordajes. Por su parte, Haselkorn, et al. (2005), identifican las siguientes estrategias para mejorar el funcionamiento cognitivo/neurocognitivo:

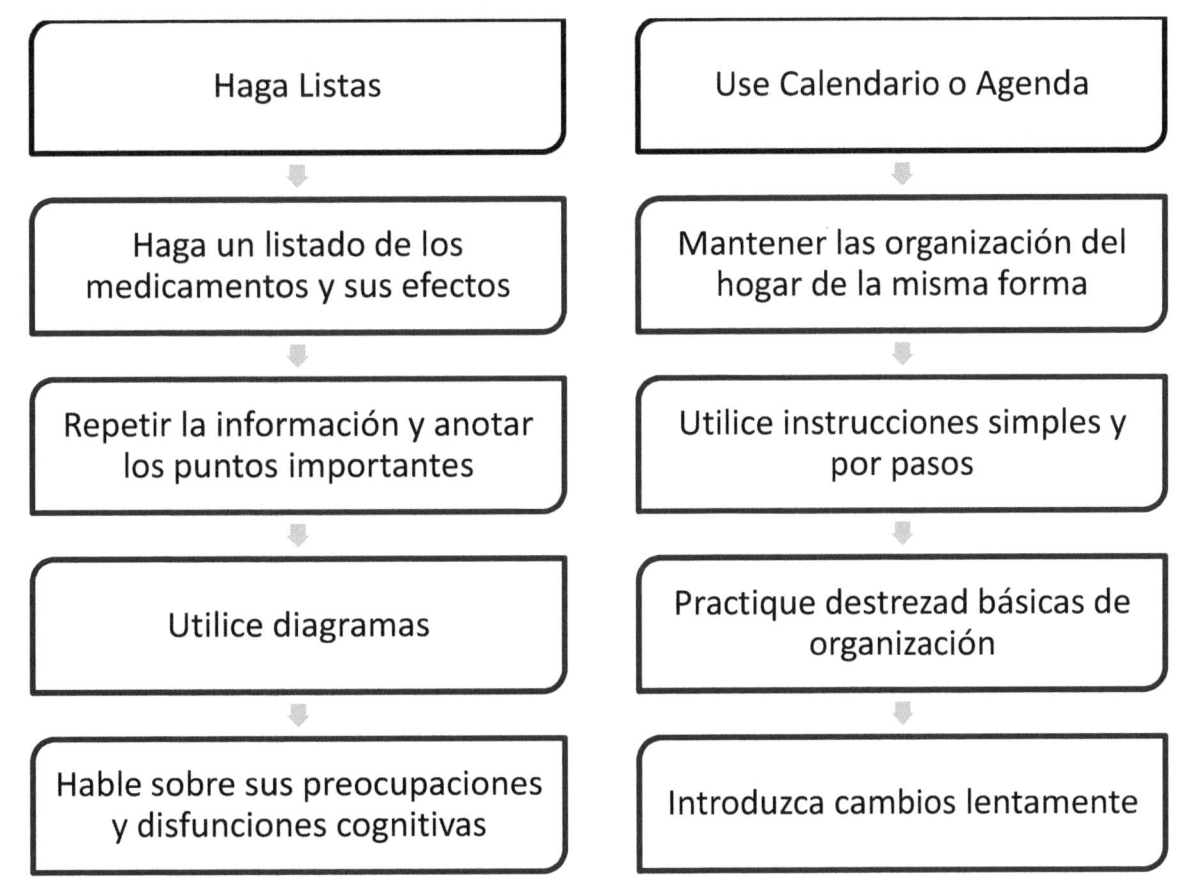

Tratamientos Psicológicos

Al abordar la dimensión emocional en el tratamiento de la Esclerosis Múltiple, se encuentran varios tratamientos. Esto responde a la alta incidencia trastornos del estado de ánimo en los pacientes que sufren de EM. Al abordar la depresión en la EM, Mohr, Boudewyn, Goodkin, Bostrom y Epstein (2001), identifican tres (3) terapias comúnmente administradas:

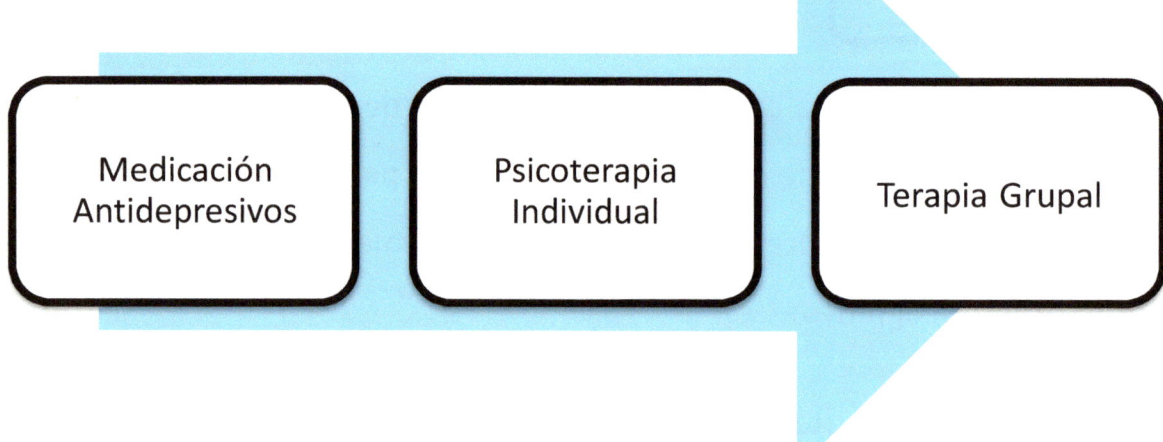

La **psicoterapia**, de acuerdo con Youngson (2005), es un método de tratamiento puramente psicológico para trastornos mentales y emocionales. Según Goldberg (2003), es el tratamiento de un problema psicológico en la cual se establece una relación entre una persona adiestrada como un terapeuta profesional y otra persona que tiene un problema psicológico y que busca ayuda. La meta de la psicoterapia es aliviar el sufrimiento mental, alterar o remover los síntomas físicos o mentales que interfieren o impiden la capacidad de la persona para funcionar en actividades del diario vivir, ganar introspección sobre las motivaciones y conductas de la persona y promueve la salud mental positiva.

Según Oblitas (2006), las técnicas cognitivo-conductuales que han demostrado mayor eficacia en la prevención y alivio de la depresión en la población general, así como aquellas personas con condiciones crónicas son:

1. La terapia cognitiva para la depresión de Aaron Beck

2. La terapia Racional Emotiva Conductual de Albert Ellis

3. El entrenamiento en auto-reforzamiento, el reforzamiento social o externo ante conductas adecuadas y las auto-verbalizaciones o auto-instrucciones positivas

4. Realizar actividades que impliquen un logro personal o placer

Conocer el valor de la psicoterapia es esencial en el manejo de la Esclerosis Múltiple y otras condiciones crónicas. Comprender sus beneficios es vital para ofrecer un tratamiento integral a estas personas y lograr mejorías en su calidad de vida.

Por otro lado, es importante destacar que recibir el diagnóstico de una enfermedad crónica, es de por sí un estresor que debe ser abordado. Más aún, aunque usualmente se focaliza en la depresión en el manejo de las condiciones crónicas, es de vital importancia que el clínico aprenda a trabajarlo desde la perspectiva del duelo. Se debe tener presente que la persona sufre una pérdida… la de su salud, de algunas habilidades y como algunos lo expresan, "ya no soy el o la que era antes". Esta expresión típica de personas que enfrentan diversas condiciones refleja el dolor que sufren por la pérdida de sus habilidades, que formaban parte de sí mismos. Por consiguiente es vital trabajar esto desde la perspectiva de un manejo de duelo y ayudar a la persona a redefinirse en términos de sus fortalezas actuales y el establecimiento de metas futuras alcanzables… y sobre todo, instaurar la esperanza.

Tratamientos Complementarios

En la época actual, las **terapias alternativas o complementarias** han tomado un lugar primordial en el mantenimiento de la salud y la prevención de enfermedades. También, han evidenciado su utilidad en el tratamiento de diversas condiciones. Según la OMS (2008), los métodos alternativos o complementarios de mayor prevalencia en el tratamiento de la Esclerosis Múltiple en más del 50% de los países que formaron parte de su estudio fueron:

1. Dieta y nutrición 88.3%
2. Acupuntura 86.7%
3. Medicina Herbal 81.7%
4. Masaje 78.3%
5. Homeopatía 73.3%

Otros métodos reportados fueron:

1. Quiropráctica y osteopatía 41.7%
2. Aromaterapia 40%
3. Oxigenación Hiperbárica 40%
4. Cannabis 38.3%
5. Medicina Ayurvédica 36.7%
6. Pilates 36.7%
7. Dentista 36.7%
8. Biofeedback 35%
9. Macrobiótica 31.7%
10. Naturopatía 28.3%
11. Hipnoterapia 21.7%
12. Iridiología 18.3%

Existen muchas alternativas que en combinación tienen un mayor efecto y logran una mejoría.

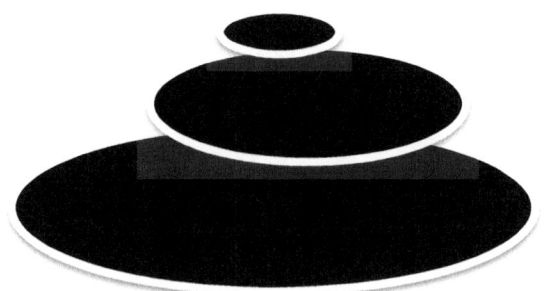

Conclusión

La Esclerosis Múltiple, como condición neurológica evolutiva afecta la calidad de vida de los seres humanos. Esta, como se ha expuesto, no presenta un curso típico, como sucede en otras condiciones. También como consecuencia de esta, la persona sufre diversos síntomas físicos, neurocognitivos y psicológicos que afectan su desempeño, actividades e interacciones. Sin embargo, es preciso también mencionar que existen muchos tratamientos, que al ser implementados adecuadamente ayudan a reducir los síntomas, manejar los impedimentos y promover una mejor calidad de vida.

Por otro lado, es preciso admitir que muchas personas reciben el diagnóstico, mas no se les ofrece la educación y orientación adecuada. Esto las sumidas en la incertidumbre sobre qué sucederá con su vida y su futuro. Por esta razón, es imprescindible que los profesionales se eduquen para poder educar. La provisión de información es de por sí una intervención que forma parte integral del diagnóstico y tratamiento. Por consiguiente, es compulsorio responder a esta responsabilidad profesional y humana. La misma hará una gran diferencia en cómo la persona afronta el diagnóstico y se adhiere al tratamiento. De esto depende en gran medida el éxito del mismo y la mejoría de la salud de la persona.

El haber tenido la oportunidad de asistir a personas que padecen de la condición, me ha enseñado que ellos y ellas son seres humanos fuertes y admirables. Personas que se levantan día a día a luchar. Seres dispuestos a aprender sobre sí mismos y sobre la condición. Son personas que desean retomar sus vidas y tienen todo el derecho de hacerlo... nuestra responsabilidad en este proceso es educarles, asistirles y comprenderles con paciencia y compasión.

REFERENCIAS

Banich, M.T. (2004). *Cognitive neuroscience and neuropsychology.* (2nd ed.). Boston. MA: Houghton Mifflin.

Beaumont, J. G. (2008). *Introduction to neuropsychology.* (2nd ed.). New York, NY: The Guilford Press.

Bishop, M. (2005). Quality of life and psychosocial adaptation to chronic illness and disability: Preliminary analysis of a conceptual and theoretical synthesis. *Rehabilitation Counseling Bulletin, 48,* 219-231.

Blumenfeld, H. (2010). *Neuroanatomy through clinical cases.* (2nd ed.). Sunderland, Massachusetts: Sinauer Associates, Inc.

Breedlove, S. M., Watson, N. V., & Rosenweig, M. R. (2010). *Biological psychology. An introduction to behavioral, cognitive, and clinical neuroscience.* Sunderland, Massachusetts: Sinauer Associates, Inc.

Consortium of Multiple Sclerosis Centers. (2010). *About the Consortium of Multiple Sclerosis Centers.* http://www.mscare.org/cmsc/News/About-the-CMSC.html

Crespo-Bujosa, H.B. (2013). *Esclerosis múltiple: perspectivas múltiples.* San Juan, Puerto Rico.

Crossman, A.R., & Nearly, D. (2007). *Neuroanatomía. Texto y atlas en color.* (3ra ed.). España: Elsevier Masson.

Field, H.L., & Brackin, R. (2002). *Neurological disorders of increase prevalence in women.* En. Kornstein, S.G., & Clayton, A.H. (Eds.), Women's mental health. A comprehensive textbook (pp. 467-480). New York: Guilford Press.

Forbes A., While, A., Taylor, M. (2007). What people with MS perceive to be important to meeting their needs. *Journal of Advanced Nursing, 58*(1), 11-22.

Garrett, B. (2009). *Brain & behavior. An introduction to biological psychology.* (2nd ed.). Los Angeles. CA: Sage Publications.

Goldsmith, C. (2002). *The amazing brain. Neurological disorders.* Farmington Hills, MI: Blackbirch Press.

Goldberg, R.T. (2003). *Psychotherapy.* En. Leskowitz, E. (Ed). *Complementary and alternative medicine in rehabilitation* (pp. 139-148). St. Louis, Missouri: Churchill Livingstone.

Gurung, R.A.R. (2010). *Health psychology. A cultural approach.* (2nd ed.). California: Wadsworth/Cengage.

Guthrie, E.W. (2004). *Symptomatic treatments of multiple sclerosis.* Consortium of Multiple Sclerosis.

Halper, J. (2007). The psychosocial effect of multiple sclerosis: The impact of relapses. *Journal of Neurological Sciences, 256,* 34-38.

Haselkorn, J.K., Balsdon Richer, C., Fry-Welch, D., Herndon, R.M., Johnson, B., Little, J.W., Miller, J.R., Rosenberg, J.H., & Seidle, M.E. (2005). Clinical practice guidelines. Spasticity management in multiple sclerosis. Evidence-based management strategies for spasticity treatment in multiple sclerosis. *The Journal of Spinal Cord Medicine, 28*(2), 167-199.

Hassan-Smith, G., & Douglas, M.R. (2011). *Epidemiology and diagnosis of multiple sclerosis.* British Journal of Hospital Medicine, *72*(10), 146-151.

Henze, T. (2005). Managing specific symptoms in people with multiple sclerosis. *The International MS Journal, 12*, 60–68.

Kalat, J.W. (2007). *Biological psychology.* (9th ed.). New York: Thompson-Wadsworth.

Kargiotis, O., Paschali, A., Messinis, L., & Papathanasopoulos, P. (2010). Quality of life in multiple sclerosis: effects of current treatment options. *International Review Of Psychiatry (Abingdon, England), 22*(1), 67-82.

Kurtzke, J.F. (1977). Geography in multiple sclerosis. *J Neurol, 215,* 1-26.

Kurtzke, J.F. (1980). Geographic distribution of multiple sclerosis: an update with special reference to Europe and the Mediterranean region. *Acta Neurol Scand, 62,* 65-80.

Lagumersindez Denis, N., Oviedo Gálvez, M.E., & Martínez Sánchez, G. (2009). Esclerosis múltiple: aspectos generales y abordaje farmacológico. *Revista Cubana de Farmacia, 43*(2), 1-14.

Lily, O., McFadden, E., Hensor, E., Johnson, M., & Ford, H. (2006). Disease-specific quality of life in multiple sclerosis: The effect of disease modifying treatment. *Multiple Sclerosis, 12,* 808–813.

Minden, S.L. (2000). Mood disorders in multiple sclerosis: diagnosis and treatment. *Journal of Neurovirology, 6*(2), 160-167.

Miranda, M.T. (2010). A multifactorial approach to explore the immunobiology of multiple sclerosis. *Puerto Rican Journal of Neurosciences. Official Journal of the Puerto Rican Academy of Neurology, 7*(1), 6-16.

Mohr, D.C., & Cox, M, (2004). *Multiple sclerosis.* En. Camic, P. &, Knight, S. (Eds.), *Clinical handbook of health psychology. A practical guide to effective interventions.* (2nd Revised and Expanded Edition). (pp. 183-208). Cambridge, MA: Hogrefe & Huber.

Mohr, D. C., Goodkin, D. E., Islar, J., Hauser, S. L., & Genain, C. P. (2001). Treatment of depression is associated with suppression of nonspecific and antigen-specific T(H)1 responses in multiple sclerosis. *Archives of Neurology, 58*(7), 1081–1086.

Mosby. (2009). Mosby's dictionary of medicine, nursing, and health professions. (8th ed.). Missouri, USA: Mosby Elsevier.

Muñoz Céspedes, J.M., & Tirapu Ustárroz, J. (2001). *Rehabilitación neuropsicológica.* España: Editorial Síntesis.

National Society of Multiple Sclerosis. (2007). *Hoja bilingüe de información sobre la esclerosis múltiple.* Denver, CO: National Society of Multiple Sclerosis.

Nichols, L.M., & Hunt, B. (2011). The significance of spirituality for individuals with chronic illness: Implications for mental health counseling. *Journal of Mental Health Counseling, 33,* 1, 51-66.

Oblitas, L.A. (2006). *Psicología de la salud y calidad de vida.* (2da ed.). México: Thompson.

Organización Mundial de la Salud. (2008). Atlas. Multiple sclerosis resources in the world. World Health Organization. http://www.who.int/mentalhealth/neurology/Atlas_MS_WEB.pdf

Otero, et al. (2010). Situación epidemiológica actual de la esclerosis múltiple: pertinencia y puesta en marcha de un registro poblacional de nuevos casos en Cataluña. *Rev Neurol, 50*(10), 623-633.

Oyama, M.C. & Louro, I.D., (2005). *Multiple sclerosis.* En. Chamberlin, S.L., & Narins, B. (Eds.), *The gale encyclopedia of neurological disorders. Volume II.* (pp. 561-565). New York: Thompson/Gale.

Pinel, J.P. (2006) *Biopsychology.* (6th ed. / International Edition). United States of America: Pearson & Allyn and Bacon.

Polman, C.H., Reingold, S.C., Banwell, B., et al. (2011). Diagnostic criteria for multiple sclerosis: 2010 revisions to the McDonald criteria. *Ann Neurol, 69,* 292–302.

Pryse-Phillips, W. (2003). *Companion to clinical neurology.* (2nd ed.). New York: Oxford University Press.

Rumrill, P.D. (2009). Multiple sclerosis: Medical and psychosocial aspects, etiology, incidence and prevalence. *Journal of Vocational Rehabilitation. 31,* 75-82.

Sanz de la Torre, J.C., Pérez-Ríos, M. (2000). Evaluación neuropsicológica de un caso de esclerosis múltiple. *Rev Neurol, 31*(12), 1161-1165.

Scalfati, A., Neuhaus, A., Degenhardt, A., Rice, G.P., Muraro, P.A., Daumer, M., Ebers, G.C. (2010). Relapses and disability in multiple sclerosis. *Brain, 133,* 1914–1929.

Sinning, M. (2011). Enfermedades desmielinizantes. En. Yáñez, A. (Ed.), *Neurología fundamental.* (pp. 233-236). Santiago, Chile: Mediterráneo.

Smith, C., Costello, K., Halper, J., & Harris, C. (2010). *Comprehensive Care in Multiple Sclerosis.* Consortium of Multiple Sclerosis Centers.

Sohlberg, M.M., & Turkstra, L.S. (2011). *Optimizing cognitive rehabilitation. Effective instructional methods.* New York: Guilford Press.

Tarazi, F.I, & Schetz, J.A. (2005). *Neurological and psychiatric disorders. From bench to bedside.* Totowa, New Jersey: Humana Press.

Thornton, A.E., & De Freitas, V.G. (2009). The neuropsychology of multiple sclerosis. En. Grant, I., & Adams, K.M. (Eds.), *Neuropsychological assessment of neuropsychiatric and neuromedical disorders.* (3rd ed.). (pp. 280-305). New York: Oxford University Press.

Valadez, J. (2006). *Neuroanatomía funcional.* (1ra ed.). México: Ediciones de Neurociencias.

Varo-Sánchez, G.M., Cuenca-López, M.D., Fernández-Fernández, O., & Jordan, J. (2011). Dianas farmacológicas en la esclerosis múltiple. *Rev Neurol 53*(1), 27-34.

Youngson, R.M. (2005). *Colling dictionary of medicine. Fourth edition.* London: Harper Collins Publishers.

APÉNDICES

Síntomas de la Esclerosis Múltiple		
Físicos	**Neurocognitivos**	**Psicológicos**
1. Debilidad general	1. Atención y concentración	1. Depresión
2. Pesadez	2. Velocidad en el procesamiento de la información	2. Ansiedad
3. Rigidez		3. Problemas de Ajuste
4. Fatiga		Otros
5. Problemas de movilidad	3. Lenguaje	1. Aislamiento
6. Espasticidad	4. Funcionamiento visual	2. Frustración
7. Adormecimiento y hormigueo en las extremidades	5. Memoria	3. Ideas Suicidas
8. Impedimentos visuales	6. Funciones Ejecutivas (Solución de problemas)	
9. Disfunciones intestinales y de la vejiga		
10. Disfunciones sexuales		

CURSOS DE LA ESCLEROSIS MÚLTIPLE	
Remitente-Recurrente	**Primario-Progresivo**
Presenta recaídas, conocidas como ataques o exacerbaciones que pueden tener una duración de días a semanas y son seguidos de una recuperación total o parcial y sin progreso entre los ataques. 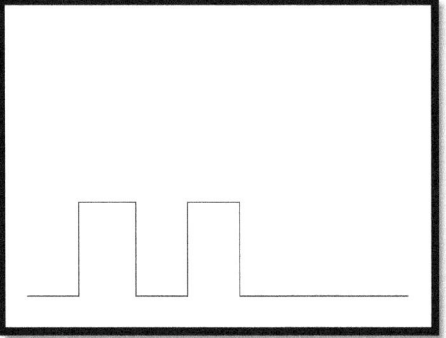	Muestra un progreso gradual y firme de discapacidades desde el inicio, sin remisión (mejoría) obvia, o sólo se estabiliza ocasionalmente o presenta mejorías pequeñas y temporales. 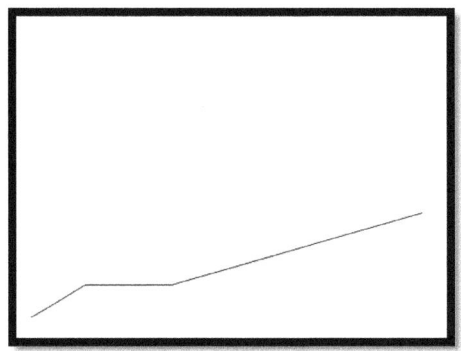
Secundario-Progresivo	**Progresivo-Recurrente**
Comienza como un curso Remitente-Recurrente y se transforma en un curso progresivo, con o sin recaídas. Aunque los pacientes reportan una reducción o cese de sus recurrencias, notan un lento y progresivo aumento de sus impedimentos. 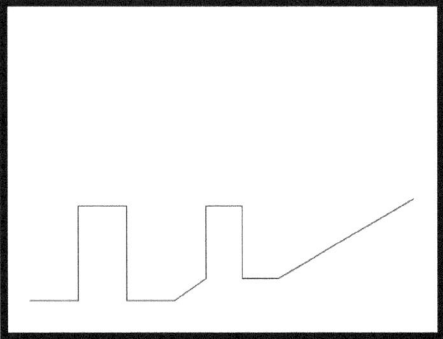	Muestra un progreso continuo de las discapacidades desde el inicio de la condición. No obstante incluye recaídas claras y agudas que pueden o no tener alguna recuperación luego del episodio agudo. 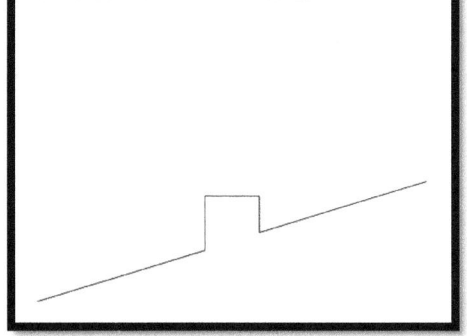

GLOSARIO

Término	Definición
Déficit	Se refiere a cualquier deficiencia o diferencia de lo normal.
Desmielinización	Perdida de la capa de grasa (mielina) que aíslalas fibras nerviosas.
Esclerosis	Endurecimiento progresivo de los tejidos y órganos.
Esclerosis Múltiple	La Esclerosis Múltiple (EM) es una condición progresiva del sistema nervioso central (SNC) que presenta variados síntomas físicos, neurocognitivos y psicológicos. Esta se manifiesta típicamente en la adultez temprana y presenta una mayor incidencia en mujeres que en varones. La misma afecta la calidad de vida de quienes la padecen. Dado que el mejor tratamiento para estos pacientes es uno multidisciplinario, es importante educarse para ofrecer un mejor cuidado.
Exacerbación	Aumento en la severidad de los síntomas.
Parestesias	Sensaciones anormales de hormigueo o quemazón.
Remisión	Reducción de signos y síntomas.
Recurrencia	Aparición de signos y síntomas luego de un periodo de remisión.
Signo	Es un hallazgo objetivo de una condición percibido por el examinador.
Síntoma	Es una indicación subjetiva de una enfermedad o un cambio en la condición según percibido por el paciente.
Síntoma Primario	Son síntomas directamente asociados a una enfermedad.
Síntoma Secundario	Son consecuencia de la enfermedad.

Herramientas de Trabajo Clínico

A continuación se presenta una serie de herramientas desarrolladas con el propósito de facilitar el proceso clínico y educativo entre los profesionales de la salud y sus pacientes.

Instrumento	Propósito
1. Registro de Síntomas de la Esclerosis Múltiple	Identificar los síntomas experimentados como consecuencia de la Esclerosis Múltiple y el nivel de intensidad o impedimento que le provoca.
2. Registro de Síntomas Experimentados Posterior a la Administración de Medicamentos Modificadores de la Enfermedad en la Esclerosis Múltiple	Identificar los efectos secundarios de los medicamentos modificadores de la enfermedad utilizados en el tratamiento de la Esclerosis Múltiple.
3. Registro Psico-Somático	Este registro le ayudará a identificar las actividades y pensamientos que ayudan a aliviar sus síntomas para implementarlas con mayor frecuencia.
4. Cursos de la Esclerosis Múltiple	Desarrollar conocimiento sobre los cursos de la Esclerosis Múltiple.
5. Registro de Actividades para Mejorar la Calidad de Vida	Identificar actividades que ayuden a mejorar la calidad de vida a través de las cuatro dimensiones del ser humano (física, social, psicológica y espiritual).
6. Mis Metas	Identificar las metas de la persona y establecer un plan para lograrlas.

En las páginas subsiguientes se presentan estas herramientas con ejemplos. De esta forma podrá enseñarle a su paciente cómo utilizarlas para su uso personal y de tratamiento.

REGISTRO DE SÍNTOMAS EN LA ESCLEROSIS MÚLTIPLE

Nombre: _Paciente Comprometida_

Edad: _38_   **Género:** M (F)

Fecha: _Ene/17/2012_ a _Feb/17/2012_

ÍNDICE

0 = Ausencia de Síntomas (SX's) o No se Experimentan

5 = SX's afectan pero No Incapacitan o Presentes la mitad de los días

10 = SX's Extremos o Incapacitantes o Se experimenta todos los días

Instrucciones: Indique con una marca (√/X) la frecuencia o intensidad de los síntomas que experimenta utilizando el índice provisto arriba. Llévelo a su cita con sus profesionales de la salud. Esto le ayudará a determinar el tratamiento adecuado para usted.

	0	1	2	3	4	5	6	7	8	9	10
SÍNTOMAS FÍSICOS											
Fatiga										X	
Debilidad General										X	
Espasmos Musculares/Rigidez						X					
Dificultades para moverse (ej. Caminar)							X				
Problemas Visuales (ej. Pérdida de visión parcial o total)	X										
Problemas intestinales y/o con la vejiga (ej. incontinencia)	X										
Disfunciones Sexuales			X								
SÍNTOMAS NEUROCOGNITIVOS											
Problemas para mantener la concentración								X			
Problemas para recordar información (ej. Memoria)									X		
Dificultades para solucionar problemas			X								
Desorientación (ej. Tiempo, lugar)	X										
Dificultades para asimilar y/o comprender información					X						
SÍNTOMAS PSICOLÓGICOS											
Tristeza/Depresión			X								
Ansiedad										X	
Irritabilidad/Coraje					X						
Aislamiento		X									
Frustración									X		

REGISTRO DE SÍNTOMAS EXPERIMENTADOS POSTERIOR A LA ADMINISTRACIÓN DE MEDICAMENTOS MODIFICADORES DE LA ENFERMEDAD EN LA ESCLEROSIS MÚLTIPLE

Nombre: *Paciente Comprometida*

Edad: _38_ **Género:** M (F)

Periodo: _Ene/17/2012_ a _Feb/17/2012_

ÍNDICE
0 = Ausencia de Síntomas (SX's) o No se Experimentan
5 = SX's afectan pero No Incapacitan o Presentes la mitad de los días
10 = SX's Extremos o Incapacitantes o Se experimenta todos los días

Nombre del Medicamento: *Interferon Beta 1-a*

Por vía: ___ Oral _X_ Inyectado ___ Infusión

Frecuencia de la Administración: ___ Semanal _X_ Bisemanal ___ Mensual

Síntomas	Duración	0	1	2	3	4	5	6	7	8	9	10
Fatiga							X					
Debilidad General										X		
Dolor Muscular											X	
Fiebre			X									
Dolor de cabeza					X							

Propósito: Identificar los efectos secundarios de los medicamentos modificadores de la enfermedad utilizados en el tratamiento de la Esclerosis Múltiple.

Instrucciones: Indique con una marca (√/X) la frecuencia o intensidad de los síntomas que experimenta utilizando el índice provisto. En los espacios en blanco escriba los síntomas adicionales que experimente después de que se le administren dichos tratamientos. Indique la vía y frecuencia de la administración. Llévelo a su cita con sus profesionales de la salud. Esto le ayudará a determinar los pasos a seguir para manejar el impacto que el tratamiento tiene en usted.

REGISTRO PSICO-SOMÁTICO

Síntoma	Actividades que lo Empeoran	Actividades que lo Alivian	Pensamientos que lo Empeoran	Pensamientos que lo Alivian
1. Debilidad	Esforzarme a trabajar largos periodos	Tomar descansos	Soy inservible	¡Si sirvo! Sólo necesito descansar.
2. Tristeza	Encerrarme en mi cuarto y no salir	Salir a caminar	No valgo nada	Soy muy valiosa y la gente me quiere
3.				
4.				
5.				

Propósito: Este registro le ayudará a identificar las actividades y pensamientos que ayudan a aliviar sus síntomas para implementarlas con mayor frecuencia.

Instrucciones: En esta tabla, escriba los síntomas que ha experimentado y que le causan mayor impedimento o le afectan más. Luego identifique actividades que aumentan o empeoran los síntomas (ej. Realizar actividades físicas fuertes) y aquellas que los disminuyen o alivian (ej. Tomar un descanso de 20 minutos). También debe identificar los pensamientos que acompañan a estos síntomas, escribiendo aquellos que los empeoran (ej. No valgo nada; no puedo hacer nada) y los que ayudan a su alivio (ej. Esto se me va a pasar pronto; si me relajo, me sentiré mejor).

CURSOS DE LA ESCLEROSIS MÚLTIPLE

Curso: _Remitente Recurrente_

Descripción: _Episodios de recaídas seguidos de recuperación._

Diagrama:

Curso: _Primario Progresivo_

Descripción: _Muestra un progreso gradual y firme de discapacidades desde el comienzo._

Diagrama:

Curso: _Secundario Progresivo_

Descripción: _Comienza como un curso Remitente-Recurrente y se transforma en un curso progresivo._

Diagrama:

Curso: _Progresivo Recurrente_

Descripción: _Muestra un progreso continuo de las discapacidades desde el inicio de la condición, pero con recaídas claras y aguda._

Diagrama:

Propósito: Desarrollar conocimiento sobre los cursos de la Esclerosis Múltiple.

Instrucciones: En cada cuadrante indique el nombre de un curso de la Esclerosis Múltiple, descríbalo y dibuje el diagrama que representa dicho curso.

REGISTRO DE ACTIVIDADES PARA MEJORAR LA CALIDAD DE VIDA

Dimensión Física	Dimensión Social	Dimensión Psicológica	Dimensión Espiritual
Caminar 30 minutos cada día	Salir una vez por semana a compartir con buenas amistades	Hacer un diario para escribir mis sentimientos	Meditar

Propósito: Identificar actividades que ayuden a mejorar la calidad de vida a través de las cuatro dimensiones del ser humano.

Instrucciones: En cada renglón escriba actividades que usted piensa que pueden ser útiles para mejorar su calidad de vida. Por ejemplo: hacer 30 minutos de ejercicio (física), salir a ver una película con amistades (social), escribir un pensamiento positivo al comenzar el día (psicológico), meditar/rezar/orar/lecturas de crecimiento (espiritual).

MIS METAS

Meta	Fecha a Lograrla	¿Qué necesito para lograrla?	Posibles Obstáculos	¿Cómo sobrepasar los obstáculos?
Visitar las Islas del Caribe en Crucero	Verano de 2018	Dinero, Pasajes, Buena salud, mis medicamentos	Algunos problemas económicos.	Hacer ajustes económicos y comenzar a ahorrar.

Propósito: Identificar metas que quiere lograr (ej. aprender un nuevo idioma, hacer un viaje, visitar lugares nuevos en su país, etc.), y establecer un plan para lograrlas.

Instrucciones: En cada renglón escriba una meta que desea alcanzar, la fecha estimada en la que la alcanzará (puede modificarse), lo que necesita para lograr la meta (ej. información, ahorros, etc.), posibles obstáculos que pueda enfrentar y cómo sobrepasaría dichos obstáculos.

REGISTRO DE SÍNTOMAS EN LA ESCLEROSIS MÚLTIPLE

Nombre: _____

Edad: _____ **Género:** M F

Periodo: _____ a _____

ÍNDICE
0 = Ausencia de Síntomas (SX's) o No se Experimentan
5 = SX's afectan pero No Incapacitan o Presentes la mitad de los días
10 = SX's Extremos o Incapacitantes o Se experimenta todos los días

Instrucciones: Indique con una marca (√/X) la frecuencia o intensidad de los síntomas que experimenta utilizando el índice provisto arriba. Llévelo a su cita con sus profesionales de la salud. Esto le ayudará a determinar el tratamiento adecuado para usted.

	0	1	2	3	4	5	6	7	8	9	10
SÍNTOMAS FÍSICOS											
Fatiga											
Debilidad General											
Espasmos Musculares/Rigidez											
Dificultades para moverse (ej. Caminar)											
Problemas Visuales (ej. Pérdida de visión parcial o total)											
Problemas intestinales y/o con la vejiga (ej. incontinencia)											
Disfunciones Sexuales											
SÍNTOMAS NEUROCOGNITIVOS											
Problemas para mantener la concentración											
Problemas para recordar información (ej. Memoria)											
Dificultades para solucionar problemas											
Desorientación (ej. Tiempo, lugar)											
Dificultades para asimilar y/o comprender información											
SÍNTOMAS PSICOLÓGICOS											
Tristeza/Depresión											
Ansiedad											
Irritabilidad/Coraje											
Aislamiento											
Frustración											

REGISTRO DE SÍNTOMAS EN LA ESCLEROSIS MÚLTIPLE

Nombre: _____

Edad: _____ Género: M F

Periodo: _____ a _____

ÍNDICE

0 = Ausencia de Síntomas (SX's) o No se Experimentan

5 = SX's afectan pero No Incapacitan o Presentes la mitad de los días

10 = SX's Extremos o Incapacitantes o Se experimenta todos los días

Instrucciones: Escriba los síntomas que ha experimentado e indique con una marca (√/X) la frecuencia o intensidad de los síntomas que experimenta utilizando el índice provisto arriba. Llévelo a su cita con sus profesionales de la salud. Esto le ayudará a determinar el tratamiento adecuado para usted.

SÍNTOMAS FÍSICOS	0	1	2	3	4	5	6	7	8	9	10

SÍNTOMAS NEUROCOGNITIVOS	0	1	2	3	4	5	6	7	8	9	10

SÍNTOMAS PSICOLÓGICOS	0	1	2	3	4	5	6	7	8	9	10

REGISTRO DE SÍNTOMAS EXPERIMENTADOS POSTERIOR A LA ADMINISTRACIÓN DE MEDICAMENTOS MODIFICADORES DE LA ENFERMEDAD EN LA ESCLEROSIS MÚLTIPLE

Nombre: _____

Edad: _____ **Género:** M F

Periodo: _____ a _____

ÍNDICE

0 = Ausencia de Síntomas (SX's) o No se Experimentan

5 = SX's afectan pero No Incapacitan o Presentes la mitad de los días

10 = SX's Extremos o Incapacitantes o Se experimenta todos los días

Nombre del Medicamento: _____

Por vía: ___ Oral ___ Inyectado ___ Infusión

Frecuencia de la Administración: ___ Semanal ___ Bisemanal ___ Mensual

Síntomas	Duración	0	1	2	3	4	5	6	7	8	9	10

Propósito: Identificar los efectos secundarios de los medicamentos modificadores de la enfermedad utilizados en el tratamiento de la Esclerosis Múltiple.

Instrucciones: Indique con una marca (√/X) la frecuencia o intensidad de los síntomas que experimenta utilizando el índice provisto. En los espacios en blanco escriba los síntomas adicionales que experimente después de que se le administren dichos tratamientos. Indique la vía y frecuencia de la administración. Llévelo a su cita con sus profesionales de la salud. Esto le ayudará a determinar los pasos a seguir para manejar el impacto que el tratamiento tiene en usted.

REGISTRO PSICO-SOMÁTICO

Síntoma	Actividades que lo Empeoran	Actividades que lo Alivian	Pensamientos que lo Empeoran	Pensamientos que lo Alivian
1.				
2.				
3.				
4.				
5.				

Propósito: Este registro le ayudará a identificar las actividades y pensamientos que ayudan a aliviar sus síntomas para implementarlas con mayor frecuencia.

Instrucciones: En esta tabla, escriba los síntomas que ha experimentado y que le causan mayor impedimento o le afectan más. Luego identifique actividades que aumentan o empeoran los síntomas (ej. Realizar actividades físicas fuertes) y aquellas que los disminuyen o alivian (ej. Tomar un descanso de 20 minutos). También debe identificar los pensamientos que acompañan a estos síntomas, escribiendo aquellos que los empeoran (ej. No valgo nada; no puedo hacer nada) y los que ayudan a su alivio (ej. Esto se me va a pasar pronto; si me relajo, me sentiré mejor).

CURSOS DE LA ESCLEROSIS MÚLTIPLE

Curso: _____ **Descripción:** _____ _____ _____ _____	**Curso:** _____ **Descripción:** _____ _____ _____ _____
Diagrama:	**Diagrama:**
Curso: _____ **Descripción:** _____ _____ _____ _____	**Curso:** _____ **Descripción:** _____ _____ _____ _____
Diagrama:	**Diagrama:**

Propósito: Desarrollar conocimiento sobre los cursos de la Esclerosis Múltiple.

Instrucciones: En cada cuadrante indique el nombre de un curso de la Esclerosis Múltiple, descríbalo y dibuje el diagrama que representa dicho curso.

REGISTRO DE ACTIVIDADES PARA MEJORAR LA CALIDAD DE VIDA

Dimensión Física	Dimensión Social	Dimensión Psicológica	Dimensión Espiritual

Propósito: Identificar actividades que ayuden a mejorar la calidad de vida a través de las cuatro dimensiones del ser humano.

Instrucciones: En cada renglón escriba actividades que usted piensa que pueden ser útiles para mejorar su calidad de vida. Por ejemplo: hacer 30 minutos de ejercicio (física), salir a ver una película con amistades (social), escribir un pensamiento positivo al comenzar el día (psicológico), meditar/rezar/orar/lecturas de crecimiento (espiritual).

MIS METAS

Meta	Fecha a Lograrla	¿Qué necesito para lograrla?	Posibles Obstáculos	¿Cómo sobrepasar los obstáculos?

Propósito: Identificar metas que quiere lograr (ej. aprender un nuevo idioma, hacer un viaje, visitar lugares nuevos en su país, etc.), y establecer un plan para lograrlas.

Instrucciones: En cada renglón escriba una meta que desea alcanzar, la fecha estimada en la que la alcanzará (puede modificarse), lo que necesita para lograr la meta (ej. información, ahorros, etc.), posibles obstáculos que pueda enfrentar y cómo sobrepasaría dichos obstáculos.